臨床家のための
歯科小手術ベーシック
BASIC TECHNIQUES OF DENTAL SURGERY

白川正順 監修・著
石垣佳希・足立雅利 編集・著

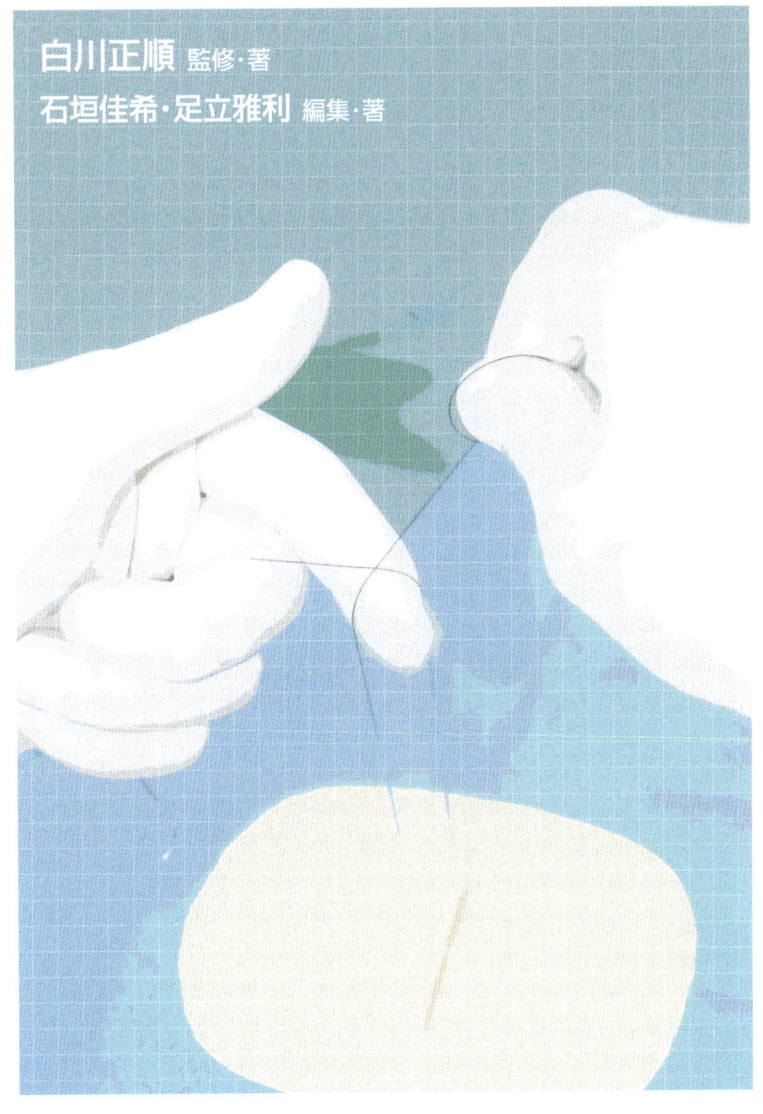

医歯薬出版株式会社

執筆者一覧

監修・著
白川　正順　明海大学歯学部　病態診断治療学講座
　　　　　　口腔顎顔面外科学分野　客員教授

編集・著
石垣　佳希　日本歯科大学附属病院　口腔外科　准教授
足立　雅利　公立阿伎留医療センター　歯科口腔外科　部長

著（50音順）
足立　雅利　公立阿伎留医療センター　歯科口腔外科　部長
五百蔵一男　元・町田市民病院　歯科・歯科口腔外科　部長
石垣　佳希　日本歯科大学附属病院　口腔外科　准教授
小笠原建文　町田市民病院　歯科・歯科口腔外科　部長
白川　正順　明海大学歯学部　病態診断治療学講座
　　　　　　口腔顎顔面外科学分野　客員教授
多保　　学　たぼ歯科医院
長谷川　功　長谷川歯科医院

This book was originally published in Japanese
under the title of：

RINSHOKA-NO-TAMENO SHIKA SHOSHUJUTSU BESHIKKU
（Basic Techniques of Dental Surgery）

Editors：
SHIRAKAWA, Masayori
　Meikai University
ISHIGAKI, Yoshiki
　The Nippon Dental University
ADACHI, Masatoshi
　Akiru Municipal Medical Center

© 2010 1st ed.

ISHIYAKU PUBLISHERS, INC
　7-10, Honkomagome 1 chome, Bunkyo-ku,
　Tokyo 113-8612, Japan

発刊の辞

　歯科口腔外科の標榜科名が自由標榜されてから，多くの開業歯科医院の看板は歯科口腔外科に塗り替えられ，多くの国民に認識されるようになった．
　当然，歯科口腔外科を標榜する医院は，一般歯科医院より，"口腔のことなら，何ごとにも対応でき，しかも信頼しうる歯科医院"という患者からの期待が大きくなる．現にその診療科名にふさわしい多くの開業歯科医の名を上げることができる．

　元来，歯科小手術は，補綴前処置を中心に発展してきたと言っても過言ではないが，口腔外科の大きな手術もすべてこの基本に従っている．
　小手術は，それらの手術に比べれば，術創がはるかに小さいし，手術も短時間で済むが，決して"ないがしろにすることができない"ものである．なぜなら，口腔はきわめて繊細かつ機能的な器官であるため，粗雑な手術によっては患者の苦痛を極限にまで増強させるからである．たとえば，著しい腫脹や開口制限，あるいは咀嚼，嚥下など口腔の機能障害を生じたり二次的感染などを継発させることが少なくない．また，縫合の手技ひとつで，瘢痕形成や引きつれを生じ，口腔機能時に不快症状を後遺させてしまう．歯槽骨や顎骨に関連する処置においては，歯肉粘膜骨膜弁を一層にしてかつ丁寧に剝離しないと，術中出血に悩まされ，止血のみに多くの時間を費やすことになる．
　口腔の機能や感覚は実に微妙である．そのため，より繊細な配慮が求められる．著者は口腔外科小手術こそ術者の医療姿勢が如実に現れると考えている．
　さて，著者らは2005年7月から2006年12月まで18回にわたって，歯科口腔外科小手術の手技の実際を『歯界展望』に連載した．お蔭様をもって好評を博したが，ロングランの連載から，多くの読者が難易度の高いテクニックより，基本手技を体得したいということを実感した．連載を終える頃には，読者から一冊の単行本にしてほしいという要望までいただいた．18カ月間の連載は合計100ページを超えていたことが分かって，著者もその重量感にはじめて驚いたが，ぜひこの要望には応えたいと思い，このたびの企画となった．
　本書は，連載した外来で行える「小手術の実際」に，「おさえておきたい基本手技／周辺知識」を新たに加えて構成した．
　連載時のコンセプトは，見やすく読みやすい体裁に心がけ，特に，臨床写真については可能な限り統一性を図り，ほぼすべての症例を8カットでまとめ，アングルの統一に配慮した．本書においても，以上のコンセプトを守り，この体裁を踏襲している．
　新たに「おさえておきたい基本手技」を加えたことで，読者にとっては，小手術をより身近に感じてもらえるのではないかと考えている．

　末尾ながら，読者にとって，身近な臨床の手引きになることを心から願ってやまない．

　　　　　　　　　　　　　　　　　　　　　　　　　平成22年　2月　白川　正順

臨床家のための
歯科小手術ベーシック ■■■■■ Contents

おさえておきたい基本手技／周辺知識

基本技手

■■ **麻酔** ……………………………………………………………… *8*
　局所麻酔薬　麻酔の種類と奏効　麻酔の局所的偶発症
　麻酔の全身的偶発症

■■ **切開・剝離** …………………………………………………… *19*
　メスの種類と把持法　切開における注意点　剝離子の種類
　剝離の基本手技

■■ **縫合** …………………………………………………………… *22*
　縫合針，縫合糸　持針器の種類　縫合の基本手技　結紮法

■■ **止血** …………………………………………………………… *28*
　一時的止血法　永久的止血法

周辺知識

■■ **全身管理・鎮静法** …………………………………………… *30*
　モニタリング　笑気吸入鎮静法　静脈内鎮静法

■■ **一次救命処置（BLS）** ……………………………………… *34*
　BLSの手順

■■ 歯科小手術において用意しておくべき **救急薬剤** ………… *36*

■■ その他に用意しておくべき **器具・器材** …………………… *38*

■■ **院内感染対策** ………………………………………………… *40*
　Standard Precautions　一般的な感染対策

小手術の実際

- 埋伏歯の抜歯 …………………………………………… 44
  - 下顎埋伏智歯　正中過剰埋伏歯
- 外骨症に対する処置 …………………………………… 56
  - 下顎隆起　口蓋隆起　多発性外骨症
- 小帯ならびに粘膜付着異常に対する処置 ………… 74
  - 上唇小帯付着異常　舌小帯付着異常　頰小帯付着異常
- 歯槽堤に対する処置 …………………………………… 92
- 粘液嚢胞に対する処置 ………………………………… 102
- 歯根嚢胞に対する処置 ………………………………… 108
- 膿瘍に対する処置 ……………………………………… 114
- 外傷歯ならびに周囲組織に対する処置 …………… 122
  - 歯の脱臼　歯槽骨骨折
- 歯の移植処置 …………………………………………… 134
- 唾石に対する処置 ……………………………………… 140
- 口腔上顎洞瘻に対する処置 …………………………… 148

発刊の辞 ……………………………………………………… 3
目　次 ………………………………………………………… 4
文　献 ……………………………………………………… 154
索　引 ……………………………………………………… 155

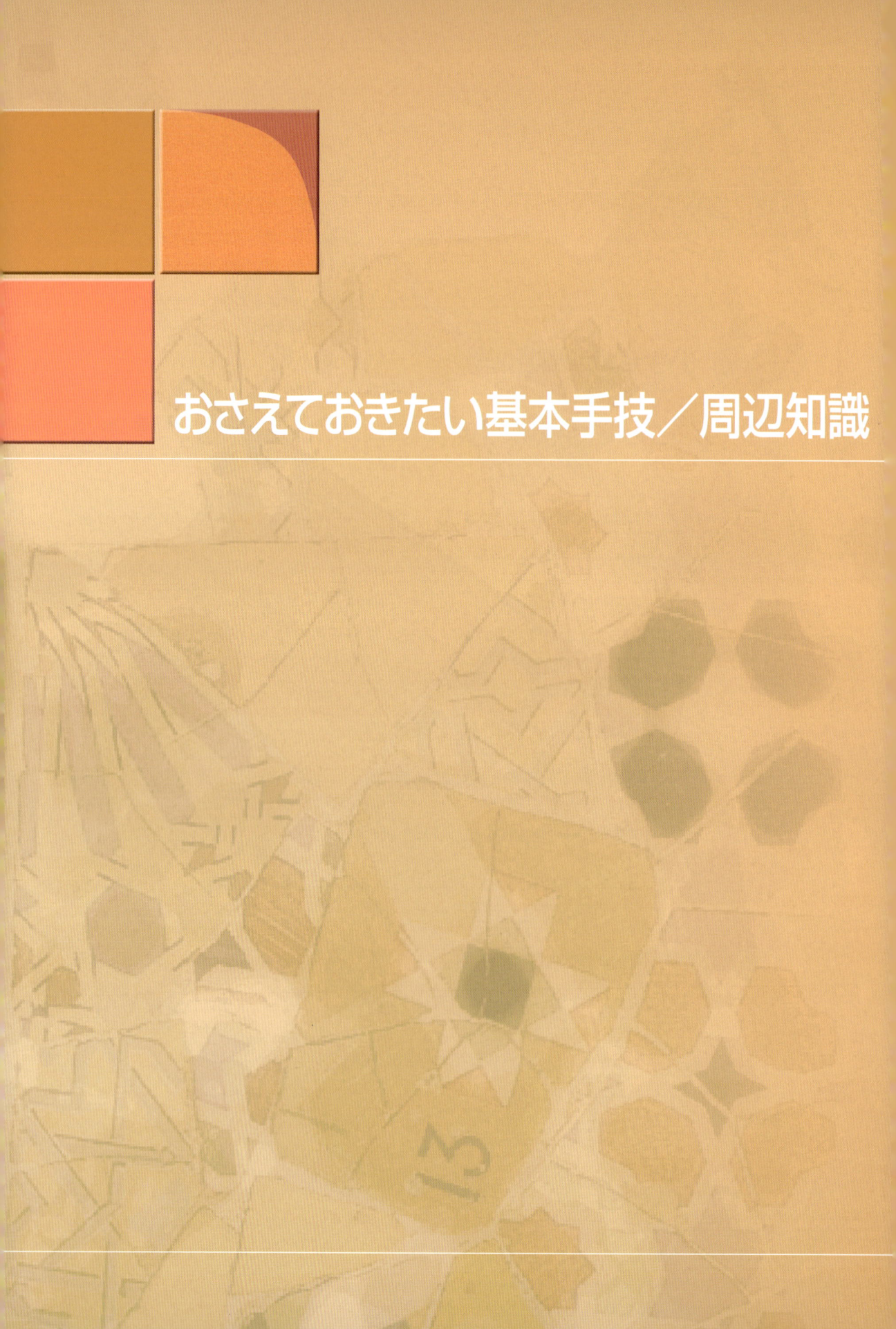

おさえておきたい基本手技／周辺知識

基本手技
- 麻　酔 ……………………………………… *8*
- 切　開・剝　離 …………………………… *19*
- 縫　合 ……………………………………… *22*
- 止　血 ……………………………………… *28*

周辺知識
- 全身管理・鎮静法 ………………………… *30*
- 一次救命処置（BLS）……………………… *34*
- 歯科小手術において用意しておくべき**救急薬剤** …… *36*
- その他に用意しておくべき**器具・器材** ………… *38*
- 院内感染対策 ……………………………… *40*

> おさえておきたい
> 基本手技／周辺知識

麻酔

麻酔は歯科治療における患者の苦痛軽減にはなくてはならないものである．
　麻酔が確実に奏効すれば，スムーズに治療を進めることができる．また，血圧や脈などのバイタルサインの変動は麻酔操作中に最も大きい．全身疾患を有する患者では，健常人よりもさらに数値の変動は大きくなる．そのため安全かつ効果的な麻酔を行うためには口腔領域の神経支配や使用する薬剤，麻酔操作を十分に理解しておく必要がある．

局所麻酔薬

リドカイン（図1-1～1-4）

　カートリッジには歯科用キシロカインカートリッジ，オーラ注歯科用カートリッジ，キシレステシンA注射液，デンタカインカートリッジがある．いずれも血管収縮薬としてアドレナリンを含有している．局所麻酔薬アレルギーは実際にはリドカインより添加されている防腐剤（メチルパラベン）によることが多い．オーラ注歯科用カートリッジ，キシレステシンA注射液，デンタカインカートリッジはこれを含まない．

プロピトカイン（図1-5）

　歯科用シタネスト-オクタプレシンカートリッジがある．血管収縮薬としてフェリプレシンが含有されている．プロピトカインの代謝産物のひとつであるオルトトリジンが，ヘモグロビンをメトヘモグロビンに変換させるため，大量投与でメトヘモグロビン血症を引き起こすことがある．

メピバカイン（図1-6）

　スキャンドネストカートリッジ3%がある．短時間作用のため基本的に30分以内の処置に適している．

図 1-1
歯科用キシロカインカートリッジ

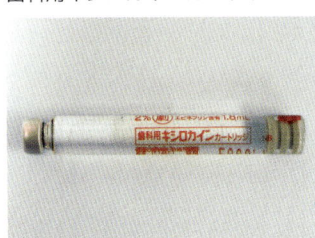

図 1-2
オーラ注歯科用カートリッジ

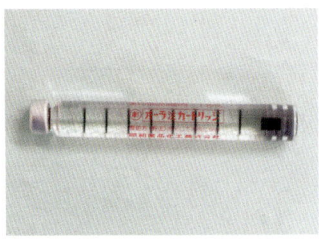

図 1-5
歯科用シタネスト-オクタプレシンカートリッジ

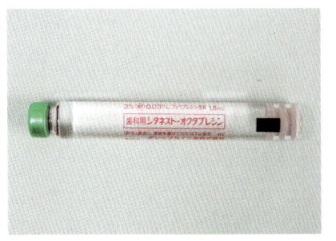

図 1-3
キシレステシン A 注射液

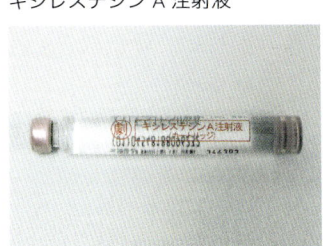

図 1-4
デンタカインカートリッジ

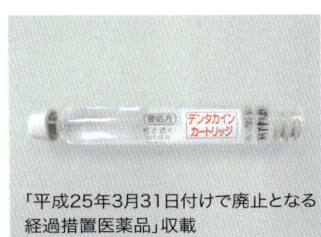

「平成25年3月31日付けで廃止となる経過措置医薬品」収載

図 1-6
スキャンドネストカートリッジ 3%

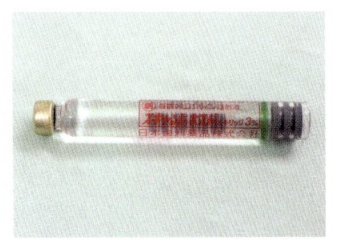

麻酔の種類と奏効

表面麻酔

皮膚や粘膜の表面に局所麻酔薬を塗布・噴霧し，知覚神経終末を麻痺させる．

表面麻酔を行う際はプラークなど粘膜面の付着物を除去し，防湿・乾燥させることで麻酔効果が高くなる．また表面麻酔薬は高濃度で，粘膜面からの吸収も速やかなため，中毒症状の発現に注意し，使用は必要最小限とする．適応は，①浸潤麻酔および伝達麻酔の刺入点，②表層の除痛（ドライソケット，アフタ性口内炎，びらんなど），③反射の除去（X線撮影や印象採得時の嘔吐反射，気管挿管時の反射除去）などである．

浸潤麻酔

組織内に局所麻酔薬を浸潤させて，目的とする部位の知覚神経終末を麻痺させる．

麻酔薬は骨小孔を通じて骨髄内の知覚神経終末枝に作用する．したがって多孔性である上顎骨のほうが下顎骨よりも奏効しやすい．骨小孔の最も多い部分は歯間乳頭で痛点の分布も少ないが，炎症が存在することも多く，刺入により細菌を圧入・拡散させ炎症が拡大することがあるので注意する．注射の際の疼痛を軽減するために，麻酔薬は体温に近い温度で使用し，強圧は避けてゆっくり注入する．また，できるだけ表面麻酔を使用したほうがよい．

伝達麻酔

局所麻酔薬を中枢側に作用させ，作用部位から末梢の領域を麻痺させる．

浸潤麻酔に比べ麻酔の効果時間が長く，少量で広範囲の麻酔効果が得られる．しかし注射針による神経，血管の損傷や局所麻酔薬の血管内への直接投与の危険性もあるため，十分な解剖学的知識と豊富な臨床経験が重要となる．

(1) 上顎神経伝達麻酔

・眼窩下孔伝達麻酔（口内法）（図 1-7，1-8）

前上歯槽枝が麻酔されるため，上顎前歯と同部の歯肉，骨膜，歯槽突起に有効である．眼窩下神経の支配領域である上唇の皮膚と粘膜，外耳の中部と下部，鼻孔部，下眼瞼，鼻粘膜の一部なども麻酔される．

眼窩下孔から約 1 cm 下方を人差指で押さえ拇指で上唇を挙上する．続いて歯肉頬移行部を緊張させ人差指に向け針を進める．目標の位置に達したら吸引テストを行い，麻酔薬を注入する．

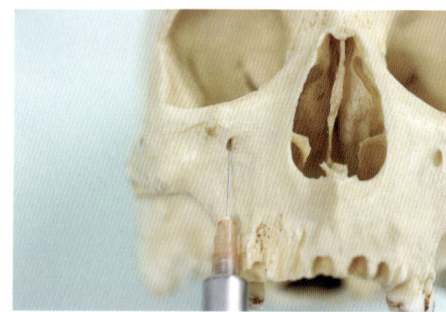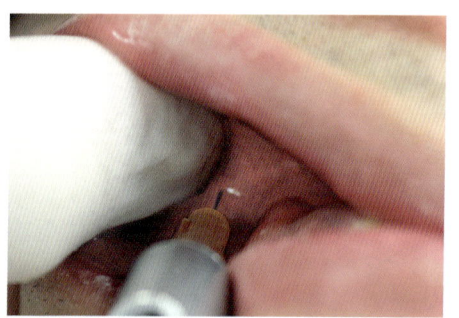

図 1-7，1-8 眼窩下孔伝達麻酔

・上顎結節伝達麻酔（図 1-9，1-10）

後上歯槽枝が麻酔されるため，上顎大臼歯部に有効である．ただし，第一大臼歯は中上歯槽枝の支配を受けていることがあるため効果が確実ではない．

第二大臼歯頬側遠心根の歯肉頬移行部から上顎結節に約 2 cm 進めて局所麻酔薬を注入する．

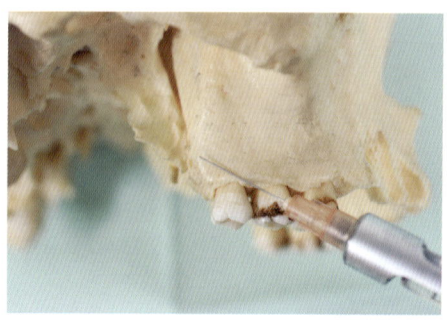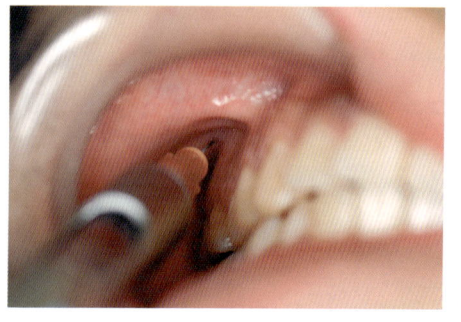

図 1-9，1-10 上顎結節伝達麻酔

・大口蓋孔伝達麻酔（図 1-11，1-12）

　大口蓋孔から出る大口蓋神経と小口蓋孔から出る小口蓋神経が麻酔されるため，硬口蓋，舌扁桃，軟口蓋，口蓋帆下部に有効．

　第二大臼歯口蓋側約 1.0 cm 正中寄りの歯肉に刺入し，反対側上顎犬歯，下顎犬歯または上顎側切歯から進める．

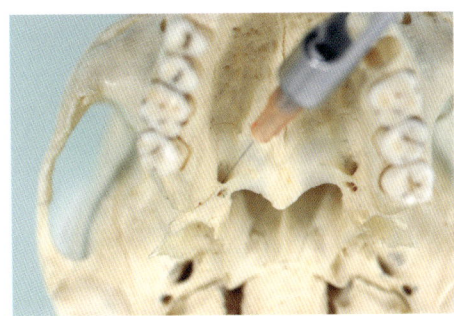
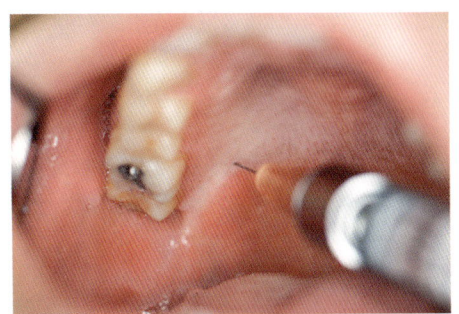

図 1-11，1-12 大口蓋孔伝達麻酔

・切歯孔伝達麻酔（図 1-13，1-14）

　鼻口蓋神経が麻酔されるため切歯管から前方の口蓋前部に有効である．

　切歯乳頭中央部の側縁に刺入し，切歯乳頭に対して 45°の角度で針を進める．

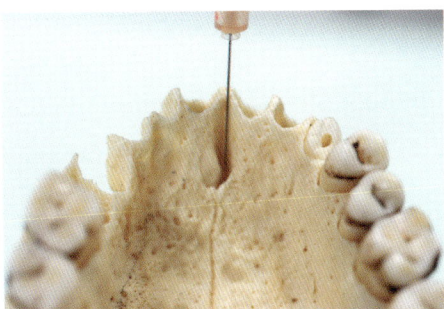
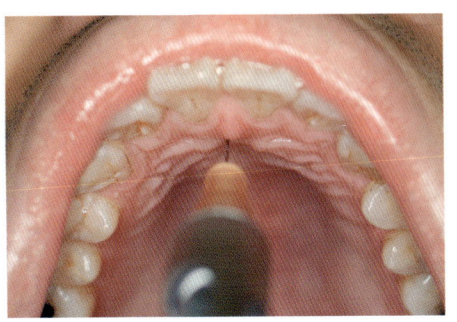

図 1-13，1-14 切歯孔伝達麻酔

(2) 下顎神経への伝達麻酔

・下顎孔伝達麻酔（図 1-15, 1-16）

下顎孔に入るところで麻酔するため，下歯槽神経と舌神経領域に対して有効である．

下顎咬合平面の 1 cm 上方で，内斜線と翼突下顎ヒダとの中央を刺入点とし，反対側犬歯-第一小臼歯間から注射針を下顎枝の中央に向けて下顎咬合平面と平行に真っ直ぐ 1.5〜2.0 cm 進める．

針が骨に達したら 1〜2 mm 戻し吸引テストをした後，ゆっくり麻酔薬を注入する．

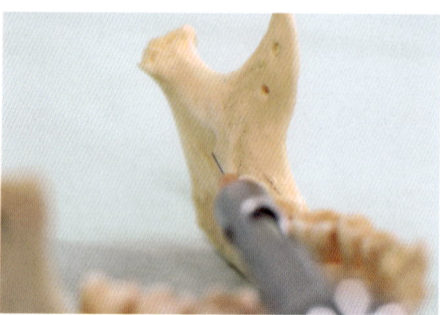
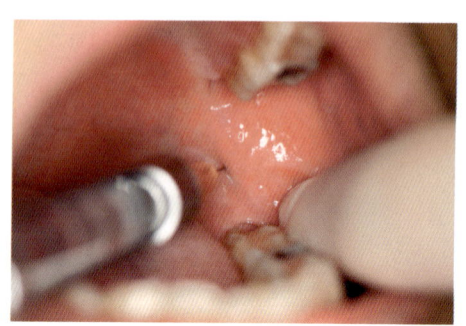

図 1-15, 1-16 下顎孔伝達麻酔

・オトガイ孔伝達麻酔（図 1-17, 1-18）

オトガイ孔から前方の下歯槽神経領域が麻酔されるため，下顎前歯，小臼歯に対して有効である．

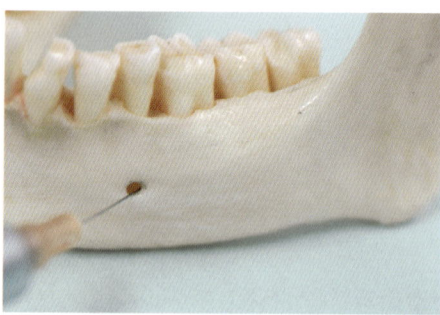
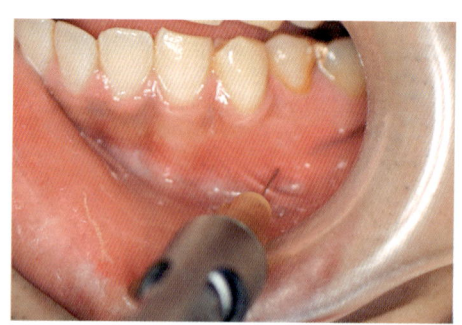

図 1-17, 1-18 オトガイ孔伝達麻酔

麻酔の局所的偶発症

注射中・注射後の疼痛

　乱暴な操作は避けて愛護的な操作を心がける．疼痛対策としては，① 表面麻酔の使用，② 緩徐な注入，③ 麻酔薬の温度（体温程度），④ 痛点の少ない部位への刺入，⑤ 2回目以降の刺入が必要ならば奏効部位へ，⑥ 刺入部位の緊張，などがあげられる．

血腫

　血管損傷により形成するが2〜3日で消退する．血腫を形成した場合は温罨法を行い，感染防止のために抗菌薬を投与する．

内出血

　出血が粘膜下，皮下組織内，筋層に沿って広がり紫斑形成する．だいたい1〜2週間で消退する．内出血が生じた場合は温罨法を行い，感染防止目的で抗菌薬を投与．内出血の防止策としては，刺入点からの出血に対し必ず十分な圧迫を行う．

開口障害

　原因として，① 頻回の刺入，② 注射針抜去時の損傷に伴う炎症，③ 局所麻酔時の感染，④ 血腫，などがあげられる．外傷性の炎症なら数日で緩解する．感染には抗菌薬，消炎鎮痛薬を投与し，膿瘍形成時には切開が必要となる．

遷延性知覚麻痺（図 1-19，1-20）

　長時間麻酔効果が遷延する（下顎孔伝達麻酔では長くて3〜4時間で麻酔効果は消失する）．成因には注射針による直接的な神経損傷，汚染された局所麻酔薬の注入，神経近傍に生じた血腫や感染などが考えられる．対処法としては重度の場合は温罨法，レーザー照射，赤外線照射（図 1-19），理学療法（図 1-20），投薬（ビタミン B，ATP），星状神経節ブロックなどを行う．軽度の場合は経過観察で症状は消失する．ただし長期の経過観察は症状固定に至ることがあるため，せいぜい1〜2週間にとどめ，回復がみられない場合は前述の処置を開始する．

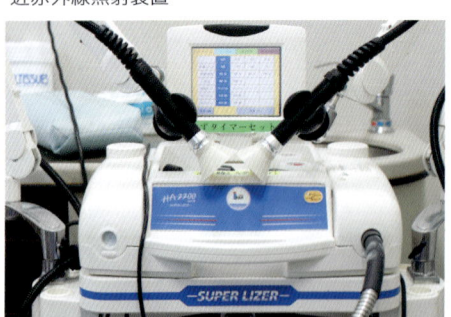
図 1-19
近赤外線照射装置

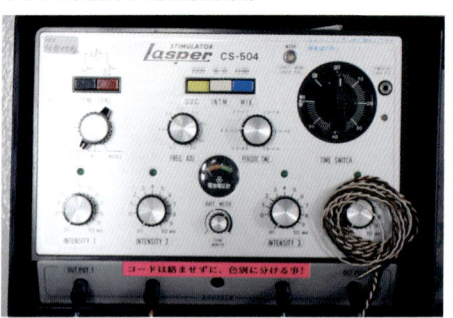
図 1-20
経皮的末梢神経電気刺激装置

口唇・舌の咬傷

小児，精神発達遅滞患者は故意に咬むことがある．予防としては，本人と保護者に詳しく説明すること．対策としては，局所麻酔薬使用は必要最小限にする，あるいは作用時間の短い局所麻酔薬を使用することがあげられる．

潰瘍・壊死

麻酔薬の強圧注入による循環障害，血管収縮薬による循環障害，濃度の高い局所麻酔薬の使用，局所アレルギー反応により生じる．

麻酔効果不全

麻酔効果不全は手技の問題，炎症部位への注射，有効期限切れの薬剤使用などにより生じる．手技の問題による場合は局所解剖の認識により，また炎症部位への注射は伝達麻酔や周囲麻酔により回避できる．また有効期限確認を行う．

キューンの貧血帯（図 1-21）

上顎神経への伝達麻酔実施直後に境界明瞭な貧血帯が出現する．原因は反射性の血管の極度の攣縮による局所貧血，血管収縮薬の作用，血管の損傷，破綻などといわれるが詳細不明．経過観察で消失する．

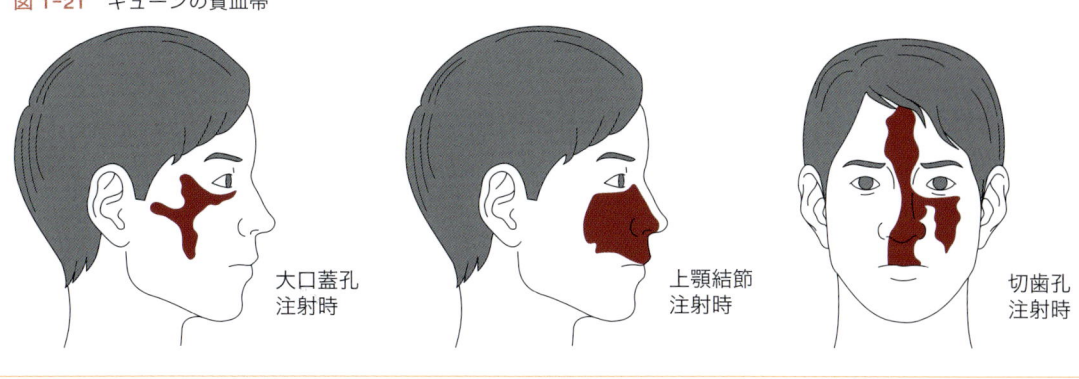
図 1-21 キューンの貧血帯
大口蓋孔注射時
上顎結節注射時
切歯孔注射時

顔面神経麻痺
下顎孔伝達麻酔時に末梢性顔面神経麻痺症状（眼瞼閉鎖不全，鼻唇溝消失，口裂の歪みなど）がまれに起こる．神経損傷を伴わないかぎり一過性である．

針の破折と組織内迷入
注射針の屈曲，古い注射針，欠陥品，が原因で生じる．

針の気道内吸引・誤嚥
注射筒と針の不適合や使用上の不注意により起こる．

感染
炎症部，盲嚢部への麻酔，汚染された注射器具により生じる．

視力障害
眼窩内への局所麻酔薬の浸潤により生じる．非常にまれであり，経過観察で回復する．

誤薬
明らかなヒューマンエラーであるので使用前に十分確認する．

麻酔の全身的偶発症

神経性ショック

不安，緊張，恐怖心などから迷走神経過緊張状態となる．

症状は，徐脈，血圧低下，冷汗，顔面蒼白，めまい，吐き気，呼吸浅速，悪心，脈拍微弱，四肢弛緩，意識消失など．

対処法としては，歯科治療を中止し，衣服・ベルトを緩める（呼吸抑制防止）．続いてショック体位（水平仰臥位で下肢を上げる）をとり，深呼吸または酸素吸入を行う．

① 意識消失→気道確保（気道閉塞防止），
② 呼吸がみられない→人工呼吸，
③ 徐脈（30〜40回/分以下）→硫酸アトロピン 1/2A 静注または 1A 筋注，
④ 血圧低下（収縮期 80 mmHg 以下）→エフェドリン 1/4〜1/2A 静注または 1A 筋注，
の対応を行う．

予防法としては，患者との信頼関係を確立して精神的緊張を和らげる（精神鎮静法，前投薬，雰囲気鎮静法）．また愛護的な局所麻酔操作と確実な局所麻酔を行うように心がける．

過換気症候群

不安，緊張，恐怖心などにより過換気が誘発される．

症状は，過換気（呼吸困難），不安，興奮，動悸，胸部圧迫，手指硬直（テタニー症状：図 1-22），口唇周囲・四肢末端の痺れ感，意識レベルの低下など．

対処法としては，歯科治療を中止し，不安感や恐怖心を和らげることがあげられる．呼吸を我慢させ，変化がなければビニール袋などで呼気を再呼吸させる．興奮状態が強かったり，痙攣が続く場合は鎮静薬投与（ex. ジアゼパム 1/2A 静注）を行う．

予防法は，患者との信頼関係の確立，精神的緊張を和らげること（精神鎮静法，前投薬，雰囲気鎮静法）など．

図 1-22
テタニー症状

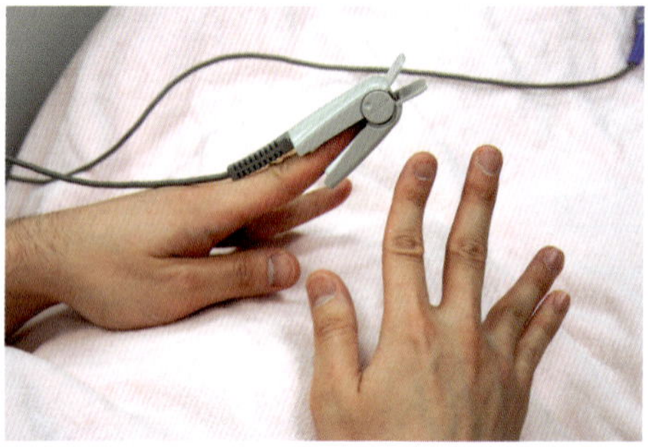

局所麻酔薬中毒

局所麻酔薬の血中濃度の急激な上昇により起こる．

原因としては，

① 多量，高濃度の投与，

② 血管内への直接投与，

③ 血管走行の豊富な領域への投与，

④ 肝・腎機能低下による代謝排泄機能低下，

などがあげられる．

症状は，まず口腔内では口唇，口蓋，舌などのしびれを訴える．また多弁，興奮，不安感，悪心，嘔吐，脈拍・呼吸数の増加，血圧上昇，ろれつが回らないなどの中枢神経刺激症状がみられる．さらに血中濃度が上昇すると視覚・聴覚障害，顔面・四肢の振せんがみられ，意識消失，全身痙攣に至る．

対処法としては，歯科治療を中止し，衣服・ベルトを緩める（呼吸抑制防止）．続いてバイタルサインをチェックして気道確保，酸素吸入，深呼吸，必要に応じて人工呼吸を行う．

軽度であれば，経過観察で回復する．痙攣にはジアゼパム1/2A静注，または1A筋注．止まらない場合は筋弛緩薬（サクシニルコリンクロライド）の静脈内投与と人工呼吸を行う．呼吸停止，血圧下降，心停止，ショック状態に対しては一次救命処置を行う．

予防法としては，局所麻酔薬は最低有効濃度，必要最小限量の使用を心がけ，局所麻酔薬の急速注入は避ける．

伝達麻酔の際は必ず吸引テストを行う．

アドレナリン過敏症（日本薬局方改正により，2006年4月から一般名がエピネフリンからアドレナリンに変更）

局所麻酔薬の過量投与，アドレナリン感受性が亢進している患者（高血圧，甲状腺機能亢進症など）に局所麻酔薬を投与した場合，アドレナリンと相互作用のある薬剤（三環系抗うつ薬，β遮断薬など）常用患者に局所麻酔薬を投与した場合に生じる．

症状は，不安，興奮，緊張，心悸亢進，振せん，めまい，顔面蒼白，頭痛，冷汗，呼吸促進，頻脈，不整脈，高血圧など交感神経刺激症状がみられる．

対処法としては，

① バイタルサインを確認し，体位を半座位にして経過観察する，

② 症状は一過性なので心配ないことを伝えて安心させる，

③ 異常高血圧，興奮の持続には酸素吸入，降圧薬や鎮静薬の投与を行う．

※前述「局所麻酔薬中毒」の初期症状に似ているので要鑑別．

メトヘモグロビン血症

血中のメトヘモグロビン濃度が上昇し，低酸素状態からチアノーゼを起こす．重篤になると意識障害を起こし，死に至ることもある．局所麻酔薬ではプロピトカインの大量投与でメトヘモグロビンを形成しやすい．リドカイン，ベンゾカインなどによるメトヘモグロビン血症の報告もある．

対処法としては，メチレンブルーの静注（1～5 mg/kg）が最も有効で，1時間前後でほぼ回復する．アスコルビン酸の静注（2 mg/kg）も効果がある．重症時には酸素投与を行う．

局所麻酔薬アレルギー

症状としては，軽度のものでは掻痒感，発疹，水疱などがみられ，消化器症状（吐き気，下痢など）を訴えることがある．重症のものでは胸痛，喉頭浮腫，気道閉塞などがみられ，続いて頻脈，血圧低下，不整脈などを呈し，さらに進行すると意識消失，心停止がみられる．

対処法としては，歯科治療を中止し，衣服・ベルトを緩める（呼吸抑制防止）．仰臥位で酸素投与．アドレナリン（30 kg 以下 0.15 mg 筋注，30 kg 以上 0.3 mg 筋注），副腎皮質ホルモン 250 mg 静注．蕁麻疹等の皮膚症状には抗ヒスタミン剤 5 mg 静注を行う．

気道閉塞に対しては，挿管・気管切開・人工呼吸の対応となる．意識消失・呼吸停止・心停止が起こった場合は，ただちに一次救命処置を開始する．

予防法としては，下記がある．
① 十分な問診
② 防腐剤非含有局所麻酔薬の使用（メチルパラベンによるアレルギー多い）
③ アレルギー検査（図 1-23）

図 1-23　アレルギー検査

【生体内試験】	・鼻腔内滴下試験 ・掻皮反応試験（スクラッチテスト） ・皮内反応試験 ・貼付反応試験（パッチテスト）
【生体外試験】	・LST（リンパ幼若化試験） ・RAST，ERISA ・ヒスタミン遊離試験

おさえておきたい基本手技／周辺知識

切開・剥離

　適切な切開・剥離は手術を円滑に進めるうえできわめて重要であり，予後も左右する．手術の対象が硬組織（骨）の場合，切開線は病巣部を避け骨膜切開を確実に行う．そして粘膜骨膜を全層弁で挙上すれば出血が少なく，手術時間の短縮にもつながる．また，軟組織では創に対してメスを垂直に当てないと血管の断面が広くなる．よって出血量も多くなり，術野の視界が悪くなる．したがって基本に忠実で丁寧な操作が要求される．

メスの種類と把持法

　メスは切開の大きさ，深さにより選択する．実際には円刃刀（No. 15），尖刃刀（No. 11），弯刃刀（No. 12）が用いられるが（図 2-1〜2-3），口腔領域の小手術では円刃刀を用いることが多く，骨膜まで達する粘膜の切開や皮膚の切開において直線的にも曲線的にも切開を行いやすい．
　メスの把持には，執筆把持法，胡弓把持法などがある（図 2-4, 2-5）．口腔領域では長く平坦な切開を行うことがないので，執筆把持法が多く用いられる．

図 2-1　円刃刀（No. 15）
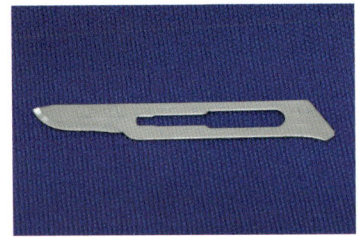

図 2-2　尖刃刀（No. 11）
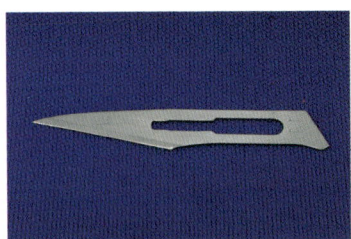

図 2-3　弯刃刀（No. 12）

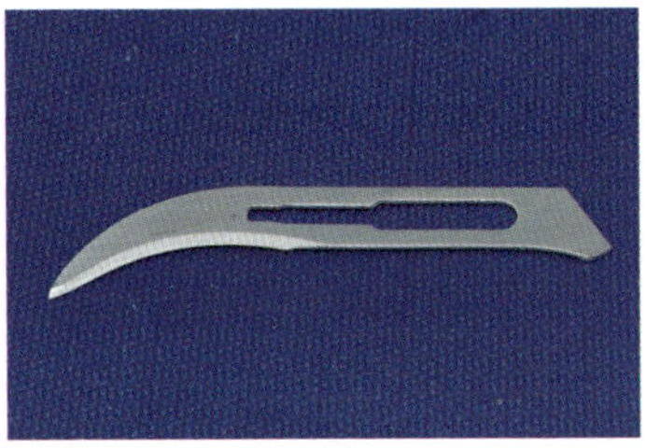

図 2-4　執筆把持法
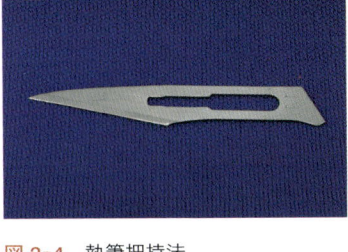

図 2-5　胡弓把持法
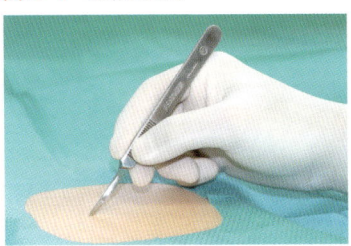

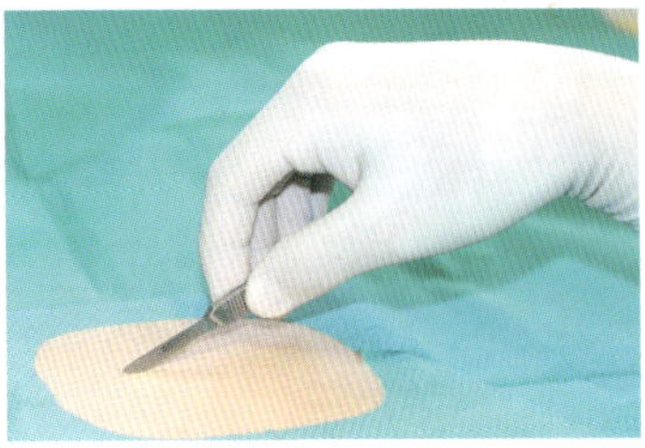

切開における注意点

　切開線の設定にあたっては，血管や神経の走行に十分注意する．上・下顎，頬・舌側ともに血管走行は歯槽頂で最も疎なため，歯肉切開では歯槽頂あるいは歯槽頂付近に切開線を設定する．
　下顎での切開において，臼後三角では舌神経や顔面静脈の分枝に，小臼歯歯肉頬移行部ではオトガイ孔に注意する．智歯の抜歯では，頬粘膜を圧排しすぎると歯槽頂に切開を加えたはずが実は咽頭側に切開線が延びてしまい，咽頭静脈叢からの出血をみることがある．また逆に頬側に深く切り込みすぎると，咬筋付着部の損傷で術後の開口障害をきたすことがある．上顎では中切歯（正中）では切歯孔，大臼歯口蓋側歯肉では口蓋孔に注意する．

電気メス

　人体に高周波電流を流すと，負荷または接触抵抗によりジュール熱が発生する．電気メスには「切開モード」と「凝固モード」があるが，「切開モード」はこの熱が細胞を加熱し爆発・蒸散することによる作用，「凝固モード」は細胞の水分を蒸発させてタンパク質を凝固させる作用である．
　直接電気メスで止血する場合は，直径 0.5 mm 以下の小血管で可能であり，止血鉗子などで挟んで血管を焼灼する場合は直径 2 mm まで止血が可能である．適用範囲が広く，取り扱いが容易で止血効果に優れている．費用対効果も高い．タイプは単極型と双極型に分けられる．
・単極型：一般に電気メスと言えばこのタイプ．モノポーラ型ともいう．対極板を体に貼り付けて用いる．
・双極型：ピンセット型をした電極と電源装置からなり，バイポーラ型ともいう．ピンセットで組織をつまんで通電させて主に凝固に用いる．電気はピンセットの先端の間のみを流れ，他の部位に漏電しないため，ペースメーカー患者や神経の密集した部位に使用されることが多い．

剝離子の種類

　剝離子（起子）は用途に応じて使い分けると便利である．
　骨膜剝離子や骨膜起子は全層弁の剝離に便利である．また粘膜を鈍的に剝離して部分層弁を形成する場合には粘膜剝離子が便利である（図 2-6～2-8）．

図 2-6　骨膜剝離子
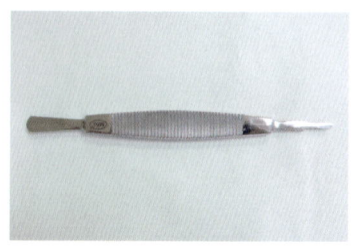

図 2-7　骨膜起子
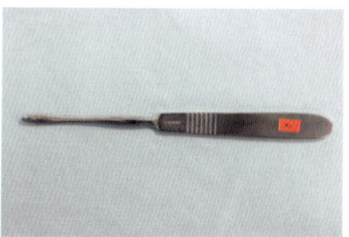

図 2-8　粘膜剝離子
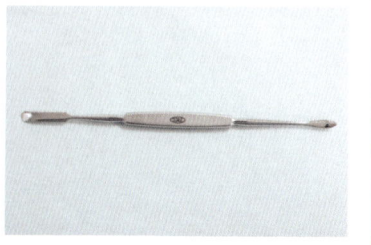

剥離の基本手技

全層弁

　骨膜まで含めた粘膜全体を剝離して骨面を露出させることにより形成された粘膜弁のことであり，粘膜骨膜弁，または歯肉粘膜骨膜弁ともいう（図 2-9）．
　骨の開削など骨に対する処置に対して形成される．骨面に達するまで切開を加え，剝離子（または起子）の先端を骨と骨膜の間に挿入し，骨膜を含めて粘膜を剝離する．

部分層弁

　骨膜を骨に残し，軟組織のみを剝離した軟組織弁のことであり，粘膜弁ともいう（図 2-10）．
　遊離歯肉移植術や歯肉弁側方移動術などの歯周外科や口腔前庭拡張術などで用いられる．剝離の際には弁と骨面の間にガーゼを介在させたり，ツッペルを用いると容易に，かつきれいに剝離できる（図 2-11，2-12）．

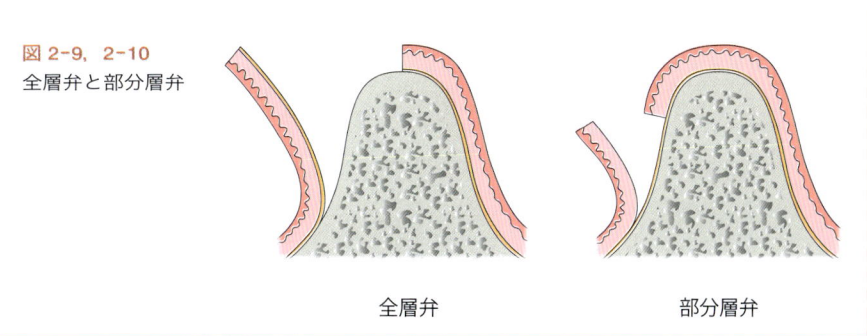

図 2-9，2-10　全層弁と部分層弁

全層弁　　　　　部分層弁

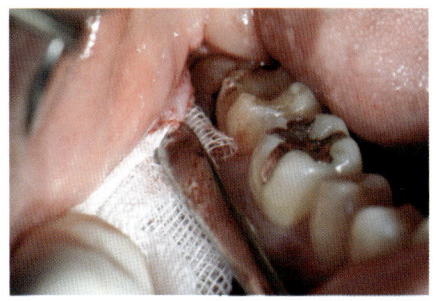

図 2-11　ガーゼを介在させる

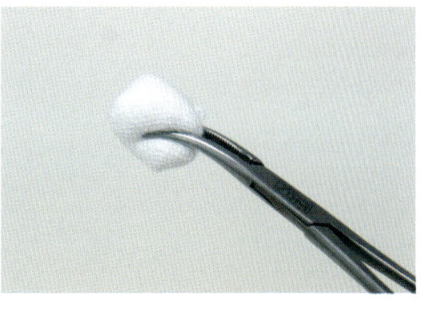

図 2-12　ツッペル

おさえておきたい
基本手技／周辺知識

縫合

　切開・剥離を伴う手術では縫合は不可欠である．縫合により粘膜骨膜を一定の状態に固定することで凝血が形成・保持されるため，創縁の治癒が促進する．また後出血の予防にもなる．抜歯では抜歯窩内への食渣の侵入防止も期待できる．しかし，縫合によって過度の緊張を与えることはむしろ血行不良を生じるため，創傷治癒にとって好ましくない．必要に応じて適切な縫合を行うことが肝要である．

 ## 縫合針，縫合糸

　針は形状により直針，曲針に分けられる（図3-1〜3-3）．曲針は弯曲の程度により強弯針，弱弯針に分けられる．一般的には曲針が用いられるが，歯間乳頭では直針のほうが便利である．また先端の形状により丸針，角針に分けられる（図3-4，3-5）．角針は組織を通しやすいが，裂けやすい．逆に丸針は組織を通しにくいが裂けにくい．針孔には普通孔，弾機孔があり，これとは別に糸付き針がある（図3-6，3-7）．縫合糸は非吸収性と吸収性に分けられ，糸の構成によりマルチフィラメントとモノフィラメントに分けられる．非吸収性には絹糸とナイロン糸がある．絹糸は操作性が良く，結びやすくてほどけにくい．しかし糸に滲出液を吸収しやすく，食渣も付着しやすい．ナイロン糸は弾力性に富み，結びにくく，結節がほどけやすいが，食渣が付着しにくく，細菌が繁殖しにくい．吸収糸はポリグリコール酸縫合糸が多く用いられ，比較的操作性は良い．吸収までに2週間から約1カ月の期間を要する．

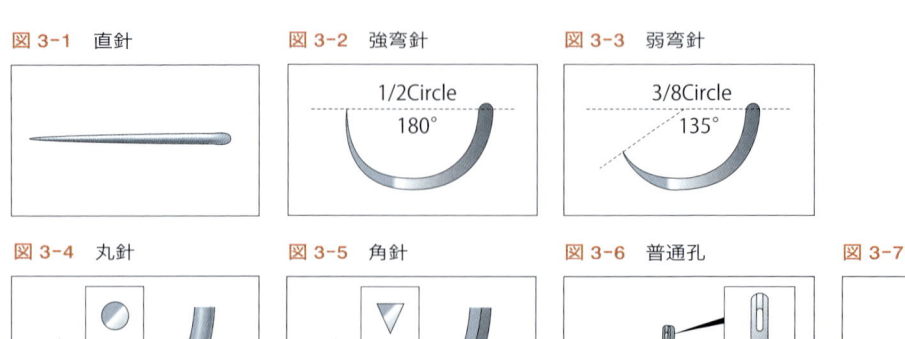

図3-1　直針　　図3-2　強弯針　　図3-3　弱弯針

図3-4　丸針 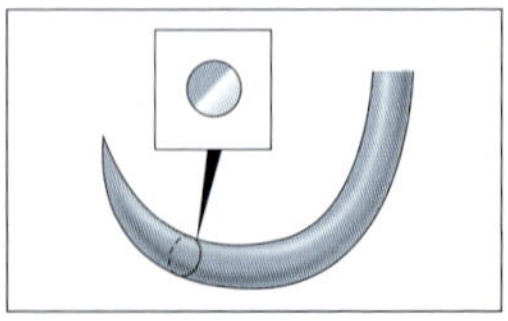　　図3-5　角針 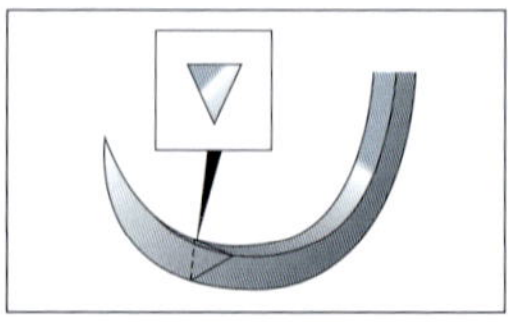　　図3-6　普通孔 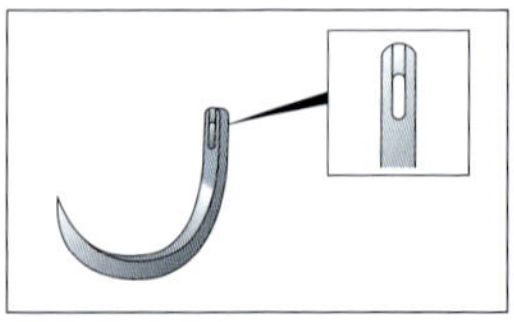　　図3-7　弾機孔

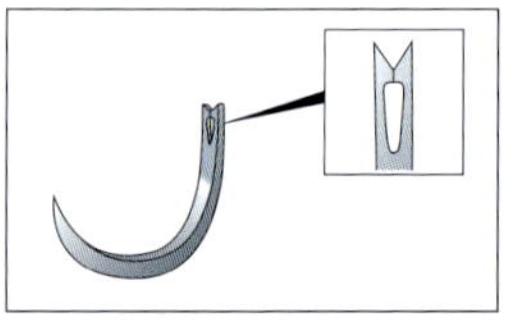

持針器の種類

一般的に多く用いられているのはヘガール型，マチュー型，カストロビージョ型である（図3-8〜3-10）．

口腔内では薄い粘膜や脆弱な組織の縫合を行うことが多いので，戻しバネのないヘガール型が使いやすい．

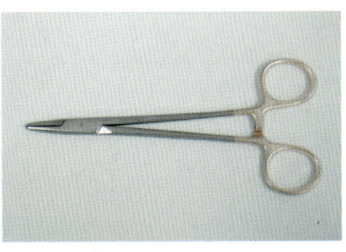
図3-8
ヘガール型

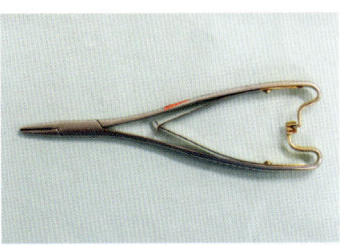
図3-9
マチュー型

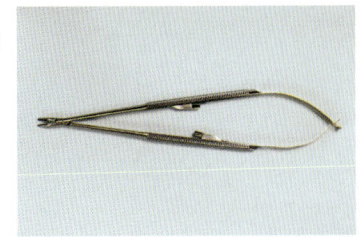
図3-10
カストロビージョ型

縫合の基本手技

基本は遊離弁から固定弁へ刺入を進める．この際，刺入部が辺縁に近いと組織が裂けやすい（特に角針）ので，創縁から2〜3mmの位置に刺入する．

組織に対して垂直に刺入し，針の弯曲に従って持針器を回転させる．ただし運針の後半で回転させると針が曲がりやすくなるので，運針の前半で持針器を回転させる．

また一度に遊離弁から固定弁まで刺入しようとすると的確に同じ厚みの層同士の縫合ができないことがあり，層が密着しにくかったり，死腔の原因にもなる．したがって，まず遊離弁に針を刺入し，引き抜いて固定弁に刺入すべきである．

単純縫合（図 3-11, 3-12）

1針ずつ組織を縫合する．縫合具合を調整しやすく，層同士を的確に密着させることができる．

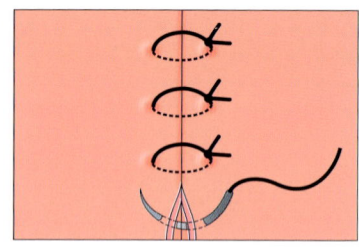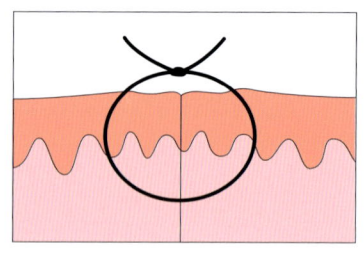

図 3-11, 3-12　単純縫合の仕上がり

マットレス縫合（図 3-13〜3-16）

水平マットレス縫合と垂直マットレス縫合がある．

水平マットレス縫合は創面を強く結紮でき，緊張のかかる部位で創があまり深くない場合に適している．ただし創の密着性が弱く，単純縫合の併用が必要なことがある．

垂直マットレス縫合は緊張のかかる深い創に適している．創の密着性は高く，創の厚みが異なる場合にも有効である．

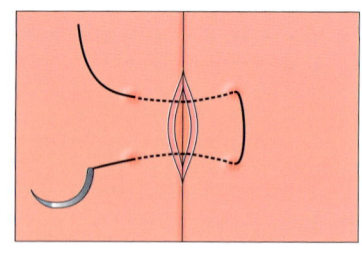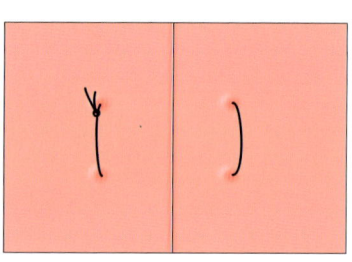

図 3-13, 3-14
水平マットレス縫合の仕上がり

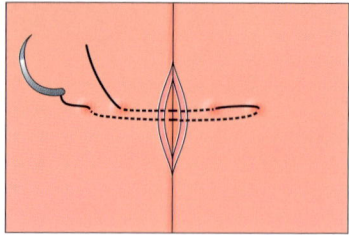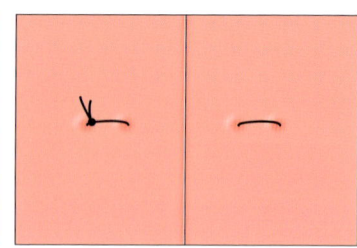

図 3-15, 3-16
垂直マットレス縫合の仕上がり

十字縫合（図 3-17, 3-18）

水平マットレス縫合を十字に行う．

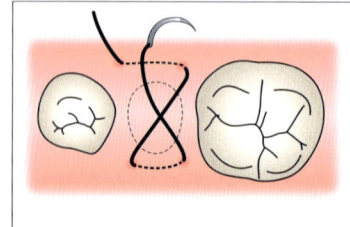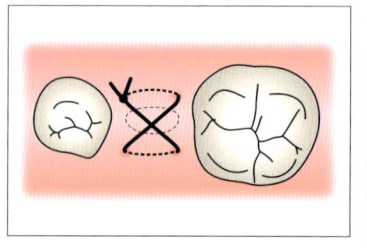

図 3-17, 3-18　十字縫合の仕上がり

単純連続縫合（図3-19）

　1本の糸を連続して縫合する方法で，操作が簡単で糸の消費も少なく済む．しかし，1カ所が切れると創全体が開く危険性があり，強く締めると創縁がずれたり，緩むと哆開の原因にもなる．

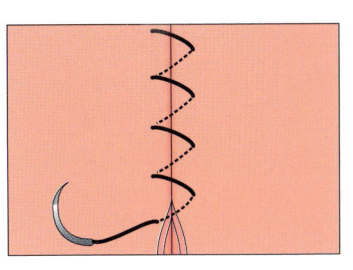

図3-19
単純連続縫合の仕上がり

連続かがり縫合（図3-20）

　糸が創に直角に締まるため，創の密着性は良好で，糸の緩みも少ない．抜糸に時間がかかる．

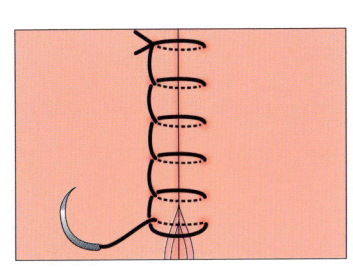

図3-20
連続かがり縫合の仕上がり

埋没縫合（図3-21～3-23）

　口唇または顔面皮膚の深部に至る裂創などに用いる．糸が表面に出ないため抜糸が不要で，創の外観もきれいである．層縁を緊張させず，かつ死腔を防止するのに有効である．

図3-21～3-23　埋没縫合の仕上がり

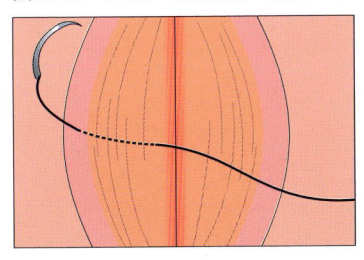 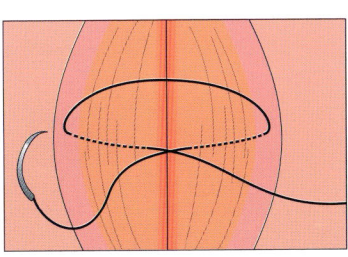 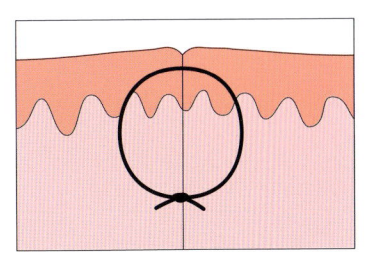

結紮法

女結び（図 3-24）
　同じ結びを同じ手で2回繰り返す．素早く結ぶことができるが，縦結びで，ほどけやすい欠点がある．

男結び（図 3-25）
　2回目の結びが女結びと逆になる．確実な結び方で緩みにくい．

外科結び（図 3-26）
　最初の結び時に糸を二重に絡ませて男結びを行う．最初の結びでの糸の摩擦抵抗が大きいため緩みにくく，強い緊張のかかる組織の縫合に有効である．

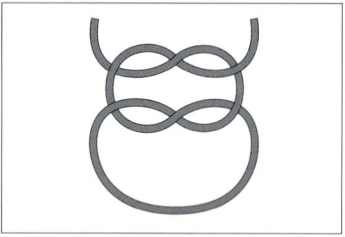
図 3-24　女結びの仕上がり

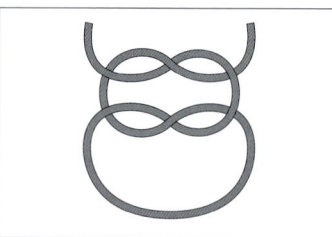
図 3-25　男結びの仕上がり

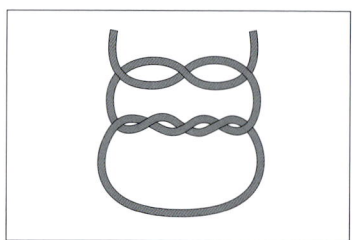
図 3-26　外科結びの仕上がり

器械結び（図 3-27～3-29）
　持針器を用いるため狭い場所でも結紮可能．また鉗子でつかむ糸が短くて済むため，糸の消費量が少ない．つかむための動作もわずかで済むため口腔内ではたいへん有用である．

図 3-27～3-29　器械結びの手順と仕上がり

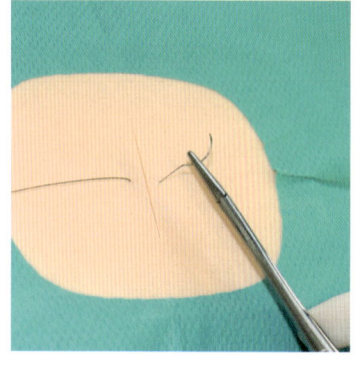
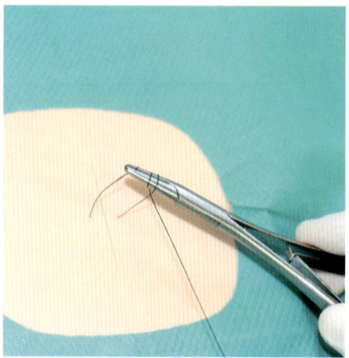
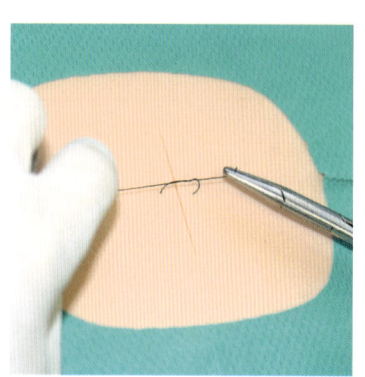

両手結び（図 3-30〜3-33）

　糸を左右均等の力で強く締めることができる．両手を動かすための空間が必要で，結ぶ動作が大きく時間がかかる．また両手でしっかりと把持するためにある程度の長さの糸が必要なため，糸の消費が増える．

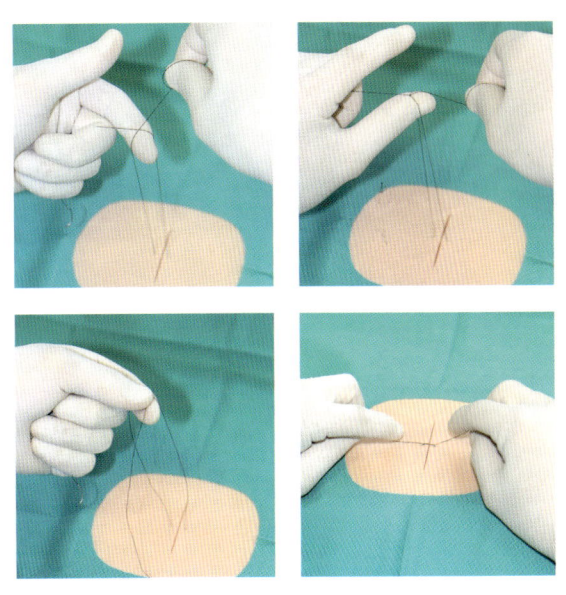

図 3-30〜3-33
両手結びの手順と仕上がり

片手結び（図 3-34〜3-37）

　一方の糸を持つ手はそのままで，反対の手指だけで糸を結ぶため，両手結びよりも素早く結ぶことができる．また手を動かす空間も両手結びより少ない．

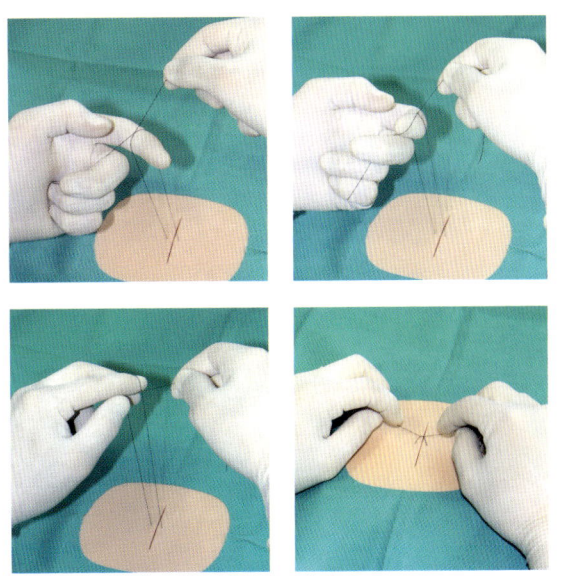

図 3-34〜3-37
片手結びの手順と仕上がり

おさえておきたい
基本手技／周辺知識

止血

　口腔は血管が非常に豊富であるため，出血のコントロールはきわめて重要である．また基本に従い的確に手術を行っても，予期せぬ出血に遭遇することがある．したがって，慌てず冷静に対処できる技術を習得すべきである．口腔内の手術でも出血量によっては身体への侵襲は大きくなり，時として不測の事態を招くこともある．出血量は術後の回復を左右する重要な因子にもなる．

一時的止血法

　問診で出血傾向が疑える場合には，術前の凝固系検査や出血時間などを確認しておくべきである．

　解剖を再確認し，無理は避けて出血させない愛護的な手術操作を心がける．予想外の出血では不用意に鉗子を使わず，まず用手的に圧迫し，術野全体を見渡し，出血部を盲目的に探さない．出血は組織や血管により様相が異なるため，出血の性状から出血源を推定する．動脈性出血は拍動性に噴出し，静脈性出血は連続的に流れて広がり出血点の確認が難しい．

　確実な止血には，出血部の把握と止血法の選択が必要である．まず出血部位をただちに圧迫して一時的に出血を減少させる．圧迫にはガーゼや指を用いる．創が深部であるために指では正確に圧迫できない場合は，ガーゼを創内に詰めて圧迫する．出血部（血管）が明らかな場合は，鉗子で挟んで一時的に止血する．

　静脈性出血などは圧迫止血を5～20分間続けると永久止血することがある．止血しない場合に闇雲に電気メスや鉗子を使うと，さらに出血量が増える危険性があるため，圧迫しながら効果的な永久的止血法を考える．

局所止血剤（図 4-1）

　広範囲の少量の静脈性出血に有効である．血管収縮剤（アドレナリン）添加局所麻酔薬を散布または局所に注射することで止血することが多い．オキシセルロース製剤やトロンビン製剤を用いることもある．

　また骨面からの出血には bone wax を用いることもある．その前に骨ノミなどで周囲骨を挫滅させ骨内の血管を圧迫することで止血することもある．

図 4-1　各種製剤のリスト

酸化セルロース	「サージセル」（ジョンソン・エンド・ジョンソン）
ゼラチンスポンジ	「スポンゼル」（アステラス） 「ゼルフォーム」（ファイザー）
アテロコラーゲン	「テルプラグ（抜歯創用保護材）」（オリンパス・テルモ）
コラーゲン使用吸収性局所止血材	「アビテン」（ゼリア新薬）

永久的止血法

挫滅法

　小血管では止血鉗子で血管壁を挟み，挫滅させることで止血する．

電気メス凝固

　電気メスの高周波電流による熱凝固によって止血する．細い血管や小範囲組織の出血には有効である．血液が溜まっている場所では通電は不十分となるため，血液を吸引または除去しメス先端を接触させる．出血点を攝子や鉗子で把持して通電すると，安全で確実な止血が可能である．

結紮止血

　組織からの出血の場合，出血点を攝子や鉗子で把持して周囲組織を結紮する．糸がはずれるのを防ぐために，出血点の組織に針糸を通す（刺通結紮）とさらに確実である．

縫合止血

　脆弱な組織や実質臓器からの出血では，縫合によって止血する．2 カ所で糸を通して組織を縫縮する Z 縫合は，比較的広い範囲の止血に有効である．

おさえておきたい
基本手技／周辺知識

全身管理・鎮静法

　歯科を訪れる患者の大半は何らかの不安や恐怖心を抱いている．それらは治療の妨げになるだけでなく，過換気症候群などの偶発症にもつながる．また，高齢者や循環器系疾患を有する患者では重篤な全身的偶発症の引き金になることもある．鎮静法は，歯科治療を安全かつ円滑に進めるために便利な方法である．全身麻酔とは違い，意識を消失しない程度に中枢神経系の機能を抑制することで，歯科治療時の精神的・身体的ストレスの軽減を図る．

モニタリング

　生体監視モニタにより生体の情報管理を行う（図 5-1〜5-5）．項目としては血圧，心電図，体温，脈拍，動脈血酸素飽和度（SpO_2）がある．事前に異常値を設定しておくことで，長時間監視中に異常値を示した場合にはアラームが作動する．

図 5-1〜5-5　当院の外来手術室の環境

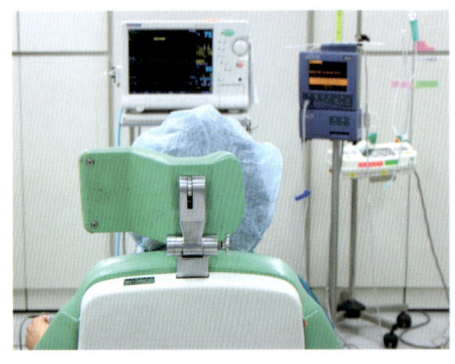
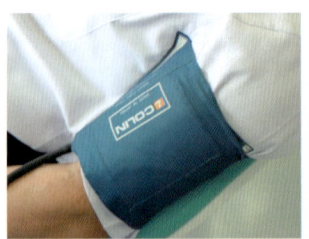
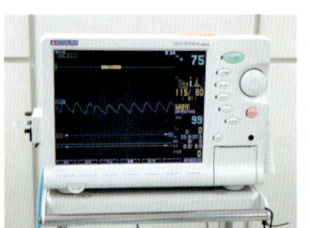
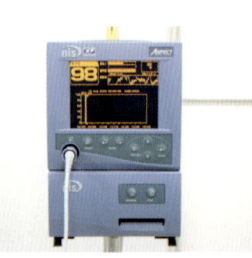
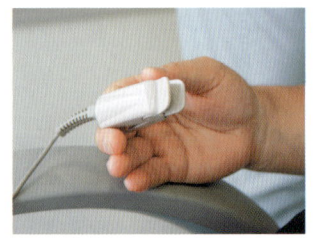

全身管理・鎮静法

笑気吸入鎮静法

術前に体調など十分に確認し，血圧，脈拍，呼吸数などバイタルサインを測定する（図 5-6〜5-9）．

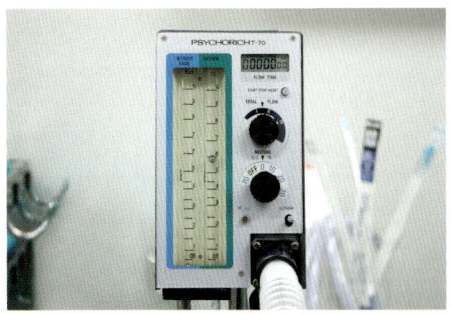

図 5-6
酸素を 5〜6 l／分で流し，2 分間吸入させる（脱窒素作用）．これにより導入が円滑かつ速やかになる

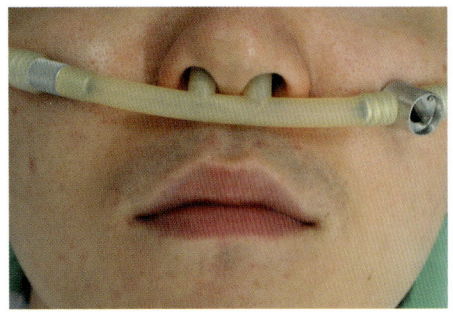

図 5-7
カニューレまたは鼻マスクを鼻腔に当ててホースをヘッドレストに固定する．カニューレは鼻腔に適合したもの用いるが，適合が不十分ならば鼻パッドを用いる

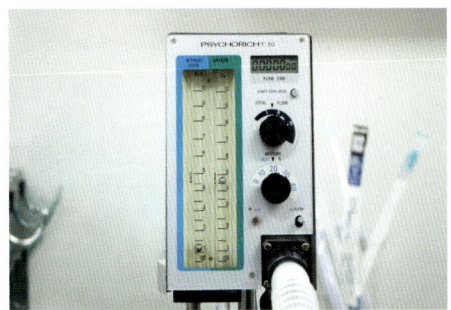

図 5-8
笑気濃度を 20％に設定して鼻呼吸を促す．徐々に手の緊張がとれ，額の湿潤がみられる．不快を訴えなければ濃度を 30％まで設定する．鎮静過剰期に移行するようなら速やかに濃度を下げる

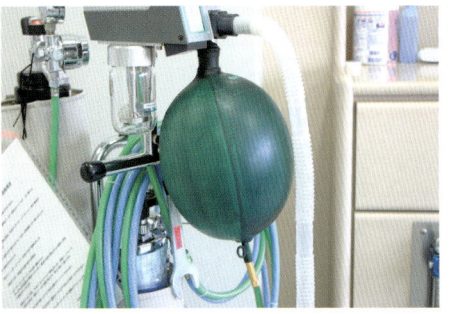

図 5-9
カニューレまたは鼻マスクが適合している時はリザーバーバッグが呼吸に合わせて伸縮する．
バッグが膨張しきっている場合には，ホースの屈曲など何らかの閉塞が考えられるのでチェックする

■ おさえておきたい基本手技／周辺知識

静脈内鎮静法（ジアゼパムによる静脈内鎮静法）

術前に体調など十分に確認し，血圧，脈拍，呼吸数などバイタルサインを測定する（図5-10〜5-13）．

図 5-10
静脈内投与直後から鎮静効果が現れ，30〜40分間持続する．ときに呼吸・循環系が軽度に抑制されるので注意が必要である
誤薬防止のためにシリンジに薬剤の内容を記したシールを貼る（なければマジックで記入する）

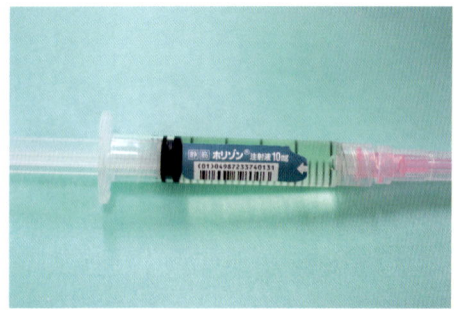

図 5-11
輸液を準備する．輸液セットをつないで回路内を輸液で満たす

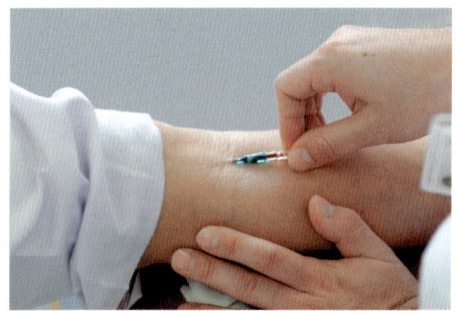

図 5-12
血圧計，心電計，経皮的酸素飽和度計を装着し，バイタルサインの計測を行う．また頸部から聴診器で呼吸状態を確認する

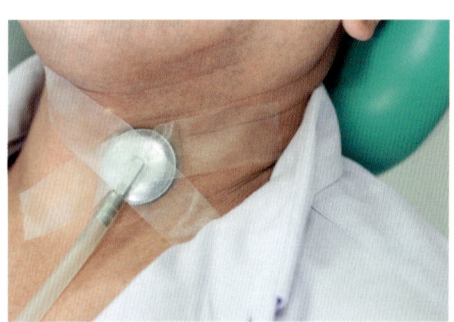

図 5-13
静脈路を確保し，輸液回路をつなぐ．輸液回路からは輸液が1滴/1秒くらいの点滴速度で滴下する
ジアゼパム投与前に血圧，脈拍を確認し，過剰投与にならないように患者を観察しながら少しずつ投与する．
ベリルの徴候が現れたら投与を中止してバイタルサインを確認する．応答が得られることが確認できれば歯科治療を開始する

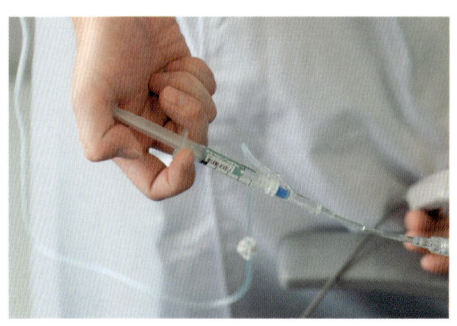

※プロポフォールによる静脈麻酔

嘔吐反射が強いなど静脈内鎮静法では管理が困難な場合は，プロポフォールを用いて行うことがある（図 5-14）．プロポフォールは排泄半減期が 1〜2 時間と短いため，鎮静目的で使用されることもある．調節性に富み，覚醒もきわめて速いという長所があるが，卵アレルギー，大豆アレルギーの既往のある場合には使用できない．

またシリンジポンプを用いて持続静脈内投与を行うことで麻酔深度を一定に維持でき，管理が容易である（図 5-15）．ただし呼吸抑制や循環抑制が強いので熟練を要する．

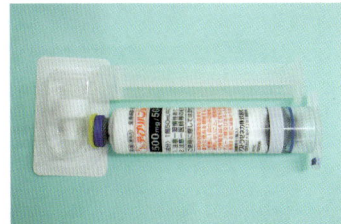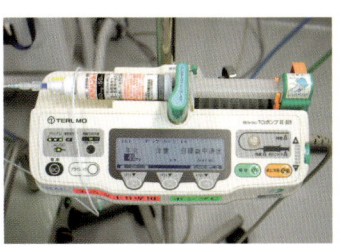

図 5-14
プロポフォール
図 5-15
シリンジポンプを用いると管理しやすい

術後管理

完全覚醒まで患者の呼吸や循環を監視する．嘔吐や再鎮静についても十分に監視し，同時に術後の疼痛や出血の有無も観察する．

ユニットからベッドへの移動は，体位変換にてバイタルサインの変化がないことを確認してから行う．

帰宅許可の基準については笑気吸入鎮静法と同様であるが，完全に覚醒（術後 3 時間以上）したことを確認し，ロンベルグテストで異常がないこと，経口摂取が可能で嘔吐がないことなどを確認する．さらに自宅までの距離，交通手段，付き添いの有無を考慮して判断する．

当日は車を運転させず，激しい運動や，重要な判断を要する仕事はしないように指示する．

帰宅基準

帰宅許可は，付添人と自家用車またはタクシーなどで帰宅し，自宅で回復を待つことが前提である．そこで「バイタルサインの安定」「基本的精神運動機能の回復（人，場所，時間等）」「自他覚的にふらつきがなく通常速度歩行可能」または「閉眼両脚直立検査で 30 秒間立位保持可能」などの，基本的運動・平衡機能が回復していることを確認する．また，処置内容に応じて術後出血，疼痛，嘔気や嘔吐などがないことなども確認する．帰宅時には術後注意事項や連絡先が記された印刷物を渡す．なお，帰宅前の飲水・排尿が可能で愁訴のないこと，帰宅後電話連絡にて異常の有無を確認することが望ましい．

歩行帰宅許可については，up and go test などの動的平衡機能評価を行う．やむをえず単独帰宅を許可する場合は，通常の帰宅許可より 1〜2 時間延長すべきである．ただしジアゼパムおよびフルニトラゼパム使用時は，付添人と帰宅したほうがよい．また鎮静法当日の自動車の運転や重要な判断を要する仕事は避けなければならない．

一次救命処置
BLS

おさえておきたい
基本手技／周辺知識

近年の生活様式の変化や社会の高齢化を背景に有病率は増加し，歯科医院における有病者の受診率は増加している．特に循環器疾患はわが国の死亡原因の約 1/4 を占めており，歯科治療中の急変時には対応を余儀なくされることもある．こうしたなか，一次救命処置（Basic Life Support：BLS）があらゆる場面で脚光を浴びるようになり，街中のいたる所で AED を見かけるようになった．BLS についてわれわれ歯科医師も知識やスキルを十分習得しておくべきである．

BLS の手順

心肺蘇生に関するガイドラインは，1974 年にアメリカ心臓協会（American Heart Association：AHA）が発表し，1992 年に国際蘇生連絡協議会（International Liaison Committee on Resuscitation：ILCOR）が組織されてからは，各国独自の蘇生法が国際標準化された．そして 2000 年以降は，5 年ごとにガイドラインが発表されている．

2005 年から 2010 年に大幅な変更がなされ，2015 年は 2010 年のアップデートという形で 2010 年より詳細にまとめられた内容になっていた（図 6-1）．また，救命の連鎖が 2015 年に病院内心停止と病院外心停止の 2 つに区別されたが，2020 年は従来の 5 項目から 6 項目になり「回復」の鎖が追加された（図 6-2）．

安全確認
2015 年と同様，反応確認の前に周囲の安全確認が明記された．

反応確認
2015 年と同様，反応がないことを確認したら，助けを呼ぶ（2005 年と同様）．応援が到着したら救急コール（119 番）と AED を要請するが，来ない場合は携帯電話等で通報をし，自ら AED を取りに行く．

呼吸と脈拍を同時に確認する
2015 年と同様，呼吸と脈を同時に確認する．胸の辺りの動きを見ながら呼吸確認をして，頸動脈で脈拍確認を行う．

※**傷病者の評価**：2015 年では反応と呼吸がなく，脈があれば，5〜6 秒に 1 回の人工呼吸を行いながら 2 分ごとに脈拍を確認となっていたが，2020 年では 6 秒に 1 回に変更された．反応はないが呼吸と脈があった場合と反応と呼吸はないが脈があった場合の対応は 2015 年と同様である．
- 反応なし，呼吸・脈あり → 救急隊あるいは専門医に委ねるまでは経過観察する．
- 反応・呼吸なし，脈あり → この対応は 2005 年以降同様である．ただし通報が完了していなければ，2 分後に通報する（ナロキソン投与については省略）．

CPR

胸骨圧迫と人工呼吸の比 30：2，圧迫の手の位置が胸骨の下半分，圧迫の深さは 5 cm 以上 6 cm 以下，テンポは 100〜120 回/分，圧迫の解除をしっかり行う，圧迫の中断を最小限にする，過換気を避ける，などは同様である．

AED

AED のアルゴリズムについては，2015 年と同様である．AED が到着したら電源を入れ，音声に従い電極パッドを胸部に貼り（パッドの貼付位置は図示してある），コネクタに接続する（元から接続されている機種もある）．続いて AED が心電図を解析し，除細動が必要であればショックの指示が出るので，周囲の安全を確認してショックボタンを押す．ショック終了後はただちに CPR を再開する．AED は 2 分ごとに心電図の解析を行うので，パッドは貼り付けたままでよい．またショックの必要なしとのメッセージがあった場合は，引き続き心肺蘇生を行う（「ショックの必要がない＝除細動の必要がない」だけであり，心臓が正常に動いているという意味ではない）．

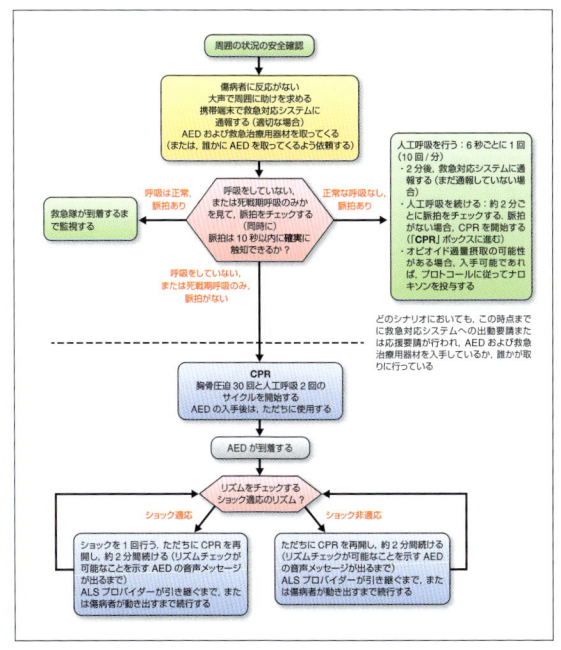

図 6-1　BLS のアルゴリズム（AHA．BLS Provider Manual 2020．を和訳）

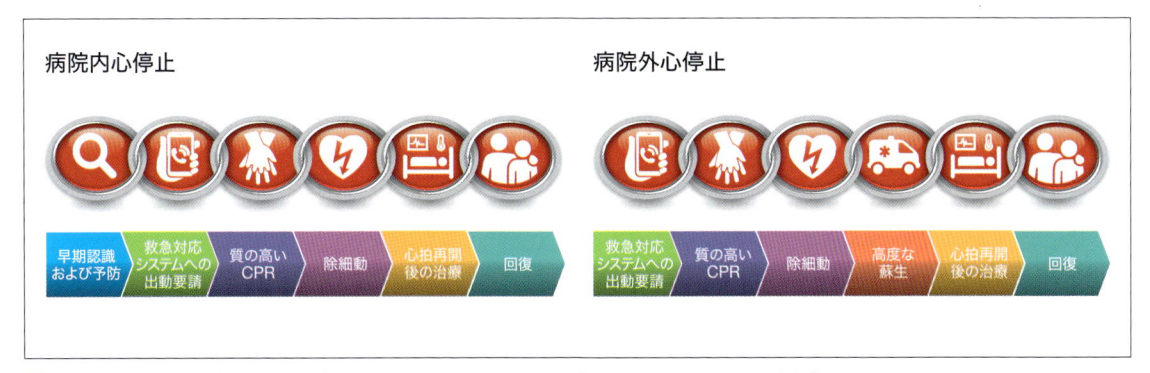

図 6-2　病院内外の救命の連鎖（AHA．CPR および ECC のガイドライン．2020．より）

おさえておきたい基本手技／周辺知識

歯科小手術において用意しておくべき
救急薬剤

硫酸アトロピン（副交感神経遮断剤）
商品名：アトロピン硫酸塩注 0.5 mg「タナベ」
　　　　（田辺三菱製薬）（図 7-1）
　　　　アトロピン硫酸塩注 0.5 mg「フソー」（扶桑製薬）
　　　　アトロピン注 0.05％シリンジ「テルモ」（テルモ）
用　途：徐脈．静注では 1/2A，筋注では 1A 使用．緑内障患者には使用禁忌

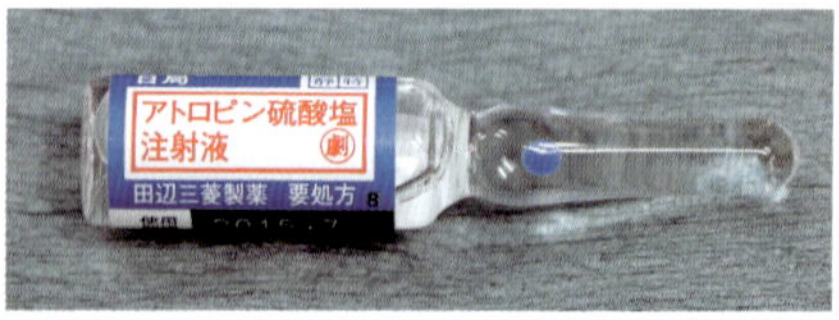

図 7-1　アトロピン硫酸塩注 0.5 mg「タナベ」（田辺三菱製薬）

エフェドリン塩酸塩（気管支拡張，鎮咳剤）
商品名：ヱフェドリン「ナガヰ」注射液 40 mg
　　　　（日医工）（図 7-2）
用　途：血圧低下．静注では 1/4～1/2A 筒程度，筋注では 1A 使用．低血圧で徐脈になった時は硫酸アトロピンと一緒に使用

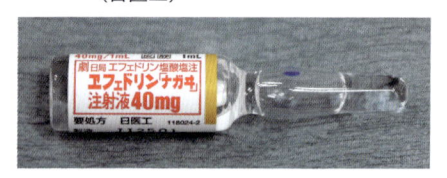

図 7-2　ヱフェドリン「ナガヰ」注射液 40 mg（日医工）

ジアゼパム（マイナートランキライザー）
商品名：ホリゾン注射液 10 mg（丸石製薬）（図 7-3）
　　　　セルシン注射液 5 mg，10 mg（武田薬品）
　　　　ジアゼパム注射液 5 mg，10 mg「タイヨー」
　　　　（テバ製薬）
用　途：初回 2 ml（ジアゼパムとして 10 mg）をできるだけ緩徐に静注または筋注

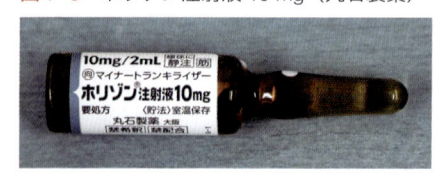

図 7-3　ホリゾン注射液 10 mg（丸石製薬）

ヒドロコルチゾン（副腎皮質ホルモン）
商品名：サクシゾン静注用 300 mg，500 mg，1,000 mg
　　　　（大正）（図 7-4）
　　　　クレイトン静注液 100 mg，500 mg（エール薬品）
　　　　ソル・コーテフ静注用 100 mg，250 mg，500 mg，1,000 mg（ファイザー）
　　　　ヒドロコルチゾンリン酸エステル Na 静注液 100 mg，500 mg「AFP」（エール薬品）
　　　　水溶性ハイドロコートン注射液 100 mg，500 mg（日医工）
用　途：急性循環不全（出血性ショック，外傷性ショック）およびショック様状態における救急アナフィラキシーショック．1 回 250～1,000 mg を緩徐に静注または点滴静注する

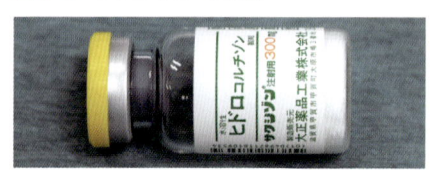

図 7-4　サクシゾン（大正）

アドレナリン（副腎皮質ホルモン）

商品名：ボスミン注 1 mg（第一三共）（図 7-5）
　　　　エピペン注射液 0.15 mg, 0.3 mg
　　　　　（マイラン）（ファイザー）（図 7-6）
　　　　アドレナリン注 0.1％シリンジ「テルモ」
　　　　　（テルモ）
用　途：急性低血圧，アナフィラキシーショック，心停止時の補助治療．一般臨床において静脈路確保を行うことはめったにないので，エピペンは緊急時に有用である

図 7-5　ボスミン注（第一三共）

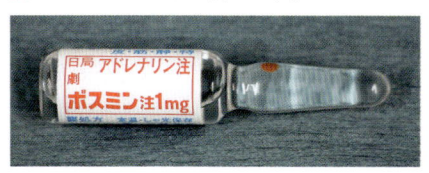

図 7-6　エピペン注射液 0.3 mg（マイラン）

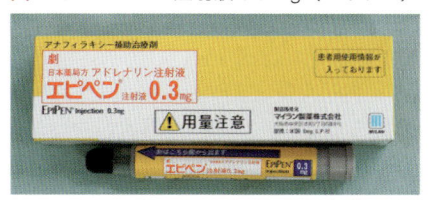

ニトログリセリン（冠動脈拡張剤）

商品名：ミオコールスプレー 0.3 mg
　　　　　（トーアエイヨー）（図 7-7）
　　　　ニトログリセリン舌下錠 0.3 mg「NK」
　　　　　（日本化薬）
　　　　ニトロペン舌下錠 0.3 mg（日本化薬）
　　　　など
用　途：狭心症（血圧上昇など）．従来，速効性を期待してニフェジピンの舌下投与が行われていたが，過度の降圧や反射性頻脈をきたすことがあるので，現在は舌下投与は行わない

図 7-7　ミオコールスプレー 0.3 mg
　　　　（トーアエイヨー）

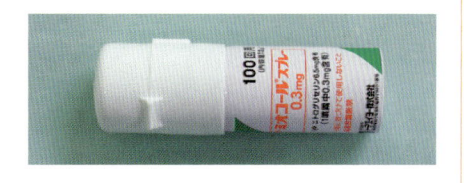

クロルフェニラミンマレイン酸塩
（抗ヒスタミン剤）

商品名：ポララミン注 5 mg（MSD）（図 7-8）
　　　　2 mg，5 mg クロダミン注（日医工）
　　　　クロール・トリメトン注 10 mg（MSD）
　　　　ネオレスタール注射液 10 mg（富士製薬）
　　　　ビスミラー注 5 mg（扶桑製薬）
　　　　フェニラミン注 5（コーアイセイ）
用　途：薬疹など．成人 1 回 5 mg を 1 日 1 回皮下，筋注または静注する

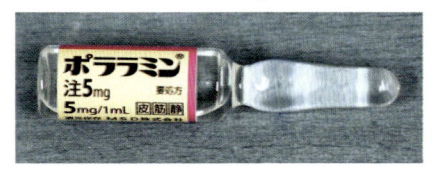

図 7-8　ポララミン注 5 mg（MSD）

> おさえておきたい
> 基本手技／周辺知識

その他に用意しておくべき
器具・器材

剪刀（図8-1〜8-3）

切除だけでなく，組織を剥離する際にも用いる．代表的なものにクーパー剪刀，メーヨー剪刀，メッツェンバウム剪刀などがある．クーパーは一般的に雑剪刀とも呼ばれ，縫合後の糸を切る場合に使われることが多い．メーヨーはクーパーより先が少し細く，比較的固めの組織を切るときに用いる

図8-1　クーパー剪刀

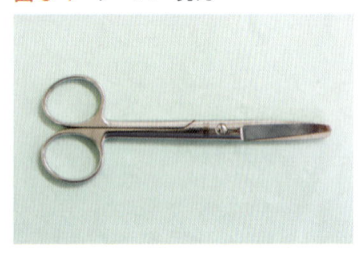

図8-2　メーヨー剪刀

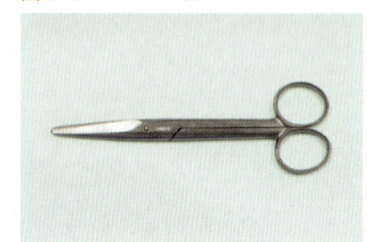

図8-3　歯肉剪刀

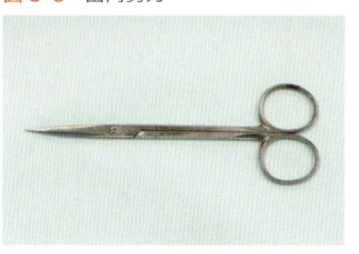

鑷子（図8-4〜8-6）

把持する組織に合わせてさまざまな形状の鑷子があり，代表的なものにアドソン鑷子，マッカンドー鑷子などがある．口腔外科手術ではマッカンドー鑷子を用いることが多いが，歯周外科ではアドソン鑷子が便利である

図8-4　有鉤マッカンドー鑷子

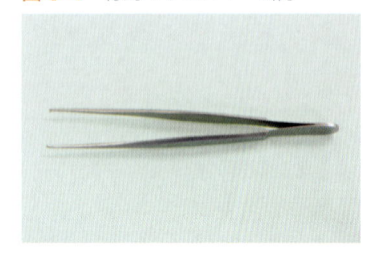

図8-5　無鉤マッカンドー鑷子

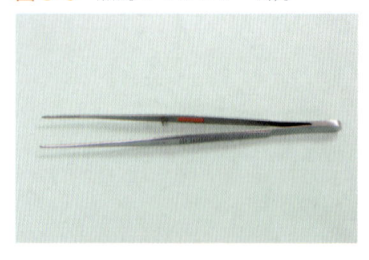

図8-6　アドソン鑷子

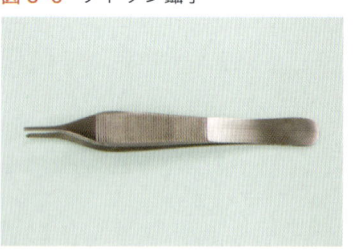

挺子（ヘーベル，エレベータ）（図8-7〜8-9）

状況に応じて太いものから細いもの，直・曲を使い分ける．残根にはルートチップが便利である

図8-7　抜歯挺子（直）

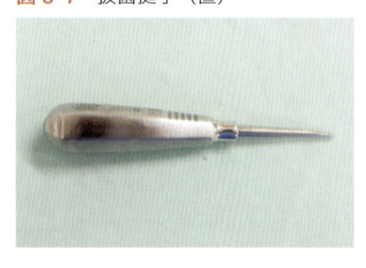

図8-8　抜歯挺子（曲）

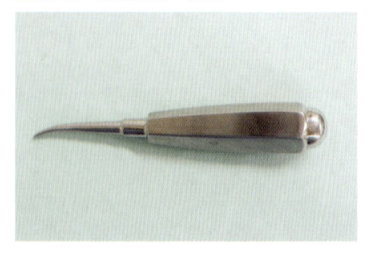

図8-9　ルートチップ

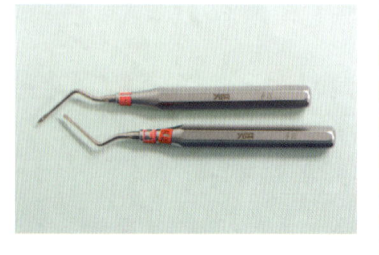

鉗子（図 8-10〜8-12）

一般臨床では抜歯鉗子，破骨鉗子を多く用いる．他にはコッヘル鉗子，ペアン鉗子，ケリー鉗子，モスキート鉗子などがある

図 8-10　抜歯鉗子（上顎前歯）

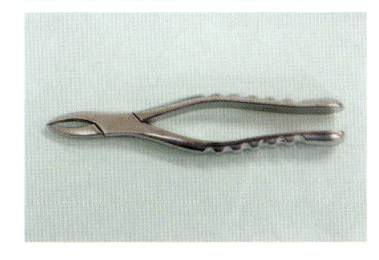

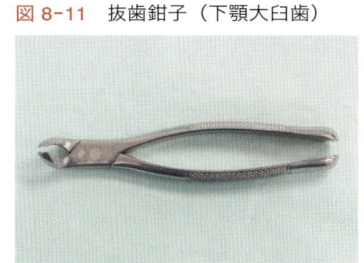

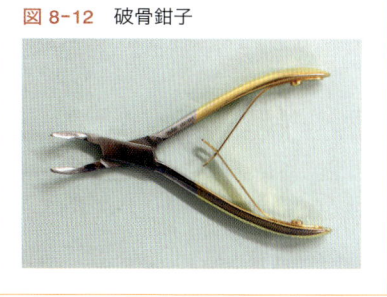

図 8-11　抜歯鉗子（下顎大臼歯）

図 8-12　破骨鉗子

鋭匙（図 8-13, 8-14）

直は前歯部に使いやすく，曲は臼歯部に使いやすい．その他，鋭匙の匙部には大・小がある

図 8-13, 8-14　鋭匙（直, 曲）

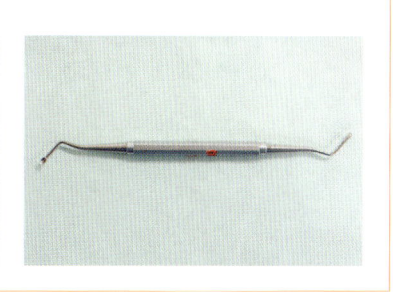

骨ノミ，マレット，骨ヤスリ（図 8-15〜8-20）

埋伏歯の骨削除や，歯槽骨整形の際には，骨ノミおよびマレットを用いる．また骨の鋭縁などには，骨ヤスリを用いて表面を平滑にする

図 8-15〜8-17　骨ノミ（片刃板状・溝状，両刃）

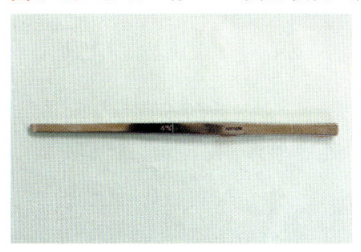

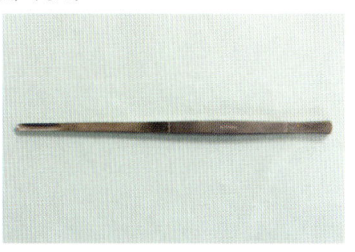

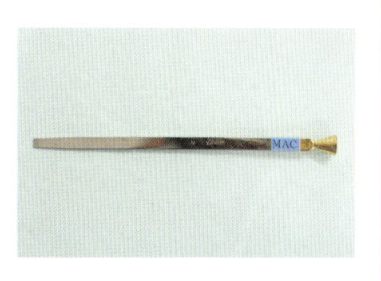

図 8-18　マレット

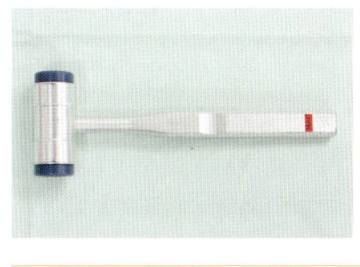

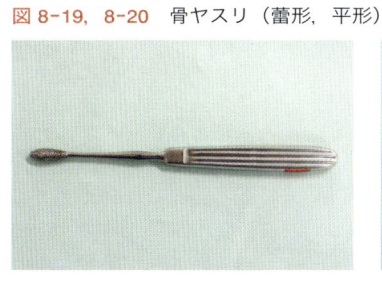

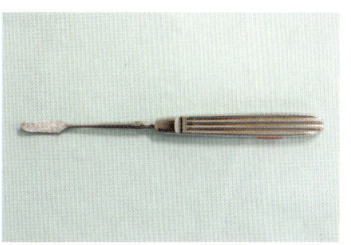

図 8-19, 8-20　骨ヤスリ（蕾形, 平形）

おさえておきたい
基本手技／周辺知識

院内感染対策

感染症の有無は通常初診時に問診で確認し，そこから対策を講じる．しかしそれでは確実に感染症の有無を判断することは困難である．また検査を行っても感染直後では空白期間（window period）があるため的確に判別ができない．その点からも大学病院，歯科医院といった規模の大小に関係なく，院内感染対策を行ううえでの大原則として標準予防策（Standard Precautions）が重要となる．

Standard Precautions

医療現場では微生物による感染を起こさないように予防し，また感染症患者の治療によって感染症が拡大しないように努める必要がある．2005年の厚生労働省による「医療施設における院内感染の防止について」では，院内感染を，①医療施設において患者さんが原疾患とは別に新たに罹患した感染症，②医療従事者などが医療施設内において感染した感染症，と定義したうえで，院内感染防止に対して個々の医療従事者ごとに対策を行うのではなく，医療施設全体として対策に取り組むことが必要である，と述べている．

1996年に米国の疾病予防管理センター（Centers for Disease Control and Prevention：CDC）が発表した Guideline for Isolation Precautions in Hospital で Standard Precautions の概念が言及され，現在では大学病院など大規模病院のみならず実践している歯科医院も多くなってきた．歯科領域については2003年に Guidelines for Infection Control in Dental Health-Care Settings を発表し，さらに2008年の Guideline for Disinfection and Sterilization in Healthcare Facilities では歯科領域における器具および表面の管理について言及している．

Standard Precautions は，感染症の有無にかかわらず，すべての患者に適用する予防策である．患者の血液，体液（唾液等すべての体液），汗以外の分泌物，排泄物，傷のある皮膚，粘膜を，感染の可能性のある物質とみなし対応する．これは患者・医療従事者双方の病院感染の危険性を減少させる予防策で，すべての患者に対して手洗い・手袋・マスク・ガウン・器具などの予防策を講じる必要がある．

歯科治療は唾液や血液などによる接触感染の機会が多く，小さな器具や鋭利な器具，さらに切削器具やエアを使用するため，飛沫・空気感染への対策のレベルは必然的に高くなる．

一般的な感染対策

　CDCのガイドラインは詳細な部分まで記述されているため，院内感染対策には非常に有効である．コストや人手，設備の点を考慮すると実践するのは必ずしも容易ではないが，モラルの点からも避けては通れないものでもある．

　そこで日常臨床を行ううえでの感染対策について紹介する．ここでは手洗い，各診療用器具の滅菌消毒については言及しないので成書などを参考されたい．

図9-1　術前

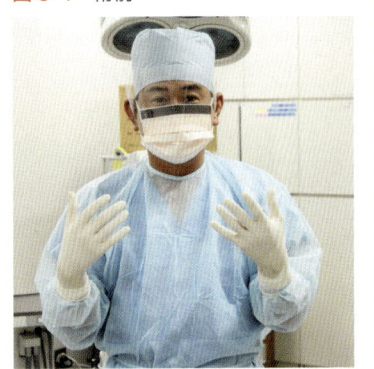

　形成，スケーリング，切削を伴う口腔外科処置などでは，
　①帽子，マスク，フェイスシールド，アイソレーションガウンを着用する（図9-1）．
　②コントラ，バキューム，ライトハンドルなどユニットなどの必要箇所にラッピングをする（図9-2）．
　③使用後，汚染された部分はその都度アルコールタオルを用いて清拭する．血液，体液，排泄物の付着が明らかな場合は次亜塩素酸ナトリウムで清拭する．
　④バキューム・スピットン部の汚染が目に見えて激しい場合には次亜塩素酸ナトリウムを流す．その後，水を流す．

　また，使用後の汚染物質が飛散しないようにしてその場で処理する（図9-3）．
　針刺し事故はリキャップ時に多発するため原則として行わないが，歯科用麻酔針では片手リキャップを励行している（図9-4）．

図9-2　ラッピング

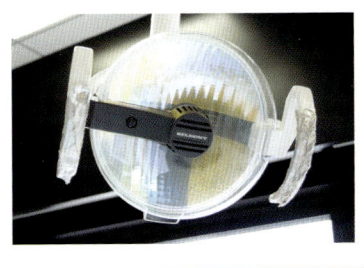

図9-3　マスク，帽子，手袋，ガウンは一まとめにしてその場で処理する

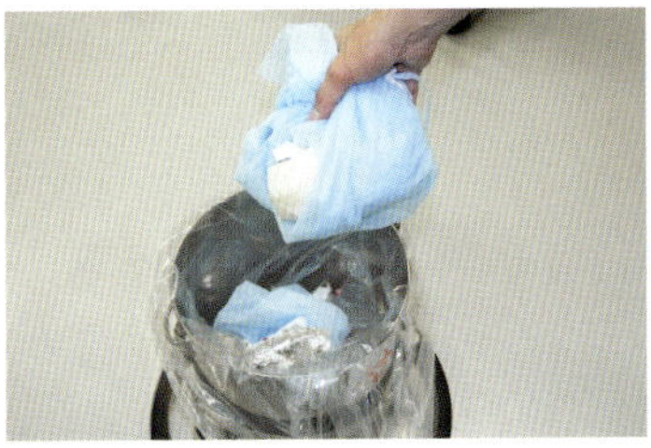

図9-4　片手リキャップ

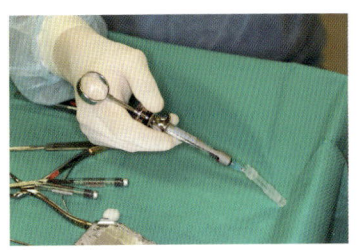

小手術の実際

- 埋伏歯の抜歯 …………………………………… *44*
- 外骨症に対する処置 …………………………… *56*
- 小帯ならびに粘膜付着異常に対する処置… *74*
- 歯槽堤に対する処置 …………………………… *92*
- 粘液嚢胞に対する処置 ………………………… *102*
- 歯根嚢胞に対する処置 ………………………… *108*
- 膿瘍に対する処置 ……………………………… *114*
- 外傷歯ならびに周囲組織に対する処置 … *122*
- 歯の移植処置 …………………………………… *134*
- 唾石に対する処置 ……………………………… *140*
- 口腔上顎洞瘻に対する処置 ………………… *148*

小手術の実際

埋伏歯の抜歯
下顎埋伏智歯

疾患の特徴

　現代人の顎骨は食生活の変化などにより狭小化し，智歯の萌出に必要なスペースが不足して骨内に埋伏することが多い．この状態は智歯周囲炎や不正咬合の原因となり，たとえ無症状に経過してもいずれ隣接する第二大臼歯の齲蝕や歯根吸収を引き起こす可能性がある．

　下顎埋伏智歯の抜歯は，智歯の形態，埋伏状態，骨性癒着など周囲組織との状態，下顎管との位置関係などにより難易度はさまざまである．また偶発症の可能性があるので，術前に埋伏している状態を正確に把握し，さらに患者の全身ならびに局所状態も考慮して，安全で確実な治療計画を立てる必要がある．

治療計画

　抜歯に限らず，手術計画を立てる際は，全身疾患の有無を確認する．女性では，妊娠や月経についても確認しておくべきある．局所的には，急性症状がある場合には，まず消炎療法を行った後，抜歯を行う．

　埋伏の位置や方向は手術の難易度と密接に関係している．難易度の分類は Winter の分類や Pell and Gregory の分類がよく知られている．Winter は，①第二大臼歯遠心と下顎枝前縁の間のスペース，②埋伏の深さ，③埋伏の方向，の3つの要素で分類している（図1）．

　①については，スペースのある状態からスペースのない状態までの3段階，②については，浅い位置から深い位置まで3段階に分類され，段階が進むほど難易度が高い．さらに③については，垂直位，水平位，逆生位，近心傾斜，遠心傾斜，頰側傾斜，舌側傾斜などに分類され，垂直から傾くほど難しくなる．

図1　智歯の分類（Winter，1929）

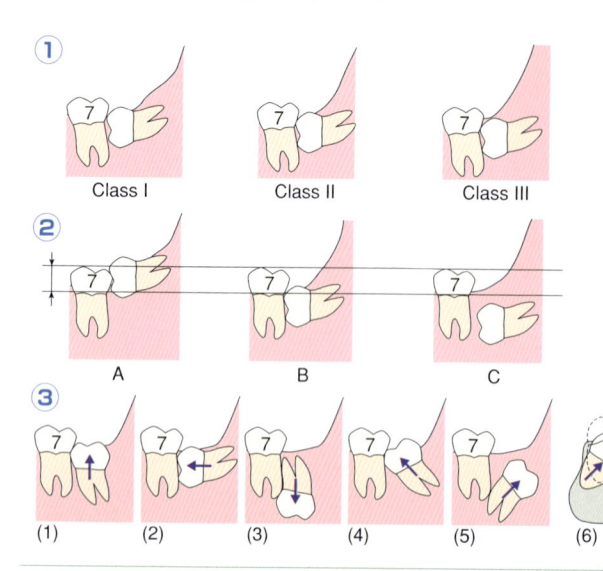

①第二大臼歯と下顎枝前縁のスペース
　Class I　：智歯の歯冠長よりも大きなスペースがある
　Class II　：智歯の歯冠長よりもスペースが小さい
　Class III：スペースがほとんどない
②第二大臼歯の咬合面に対する深さ
　Position A：智歯の最上点が第二大臼歯咬合面より上方にある
　Position B：智歯の最上点が第二大臼歯咬合面より下方で歯頸部より上方にある
　Position C：智歯の最上点が第二大臼歯歯頸部より下方にある
③第二大臼歯の歯軸に対する智歯の歯軸方向
　(1)垂直位，(2)水平位，(3)逆生位，(4)近心傾斜，(5)遠心傾斜，(6)頰側傾斜，(7)舌側傾斜

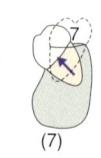

術　式

1）局所麻酔

　下顎埋伏智歯の抜歯には，基本的には下顎孔伝達麻酔と頰神経の浸潤麻酔を行う．

　伝達麻酔は，少量で広範囲の麻酔が期待でき，麻酔持続時間が長く効果が大きい．また炎症巣から離れて刺入するため病変部の刺激や感染の伝播を防げる，薬液注入時の組織の変形が避けられる，などの利点がある．

　下顎孔伝達麻酔は，一般に直接法（直達法）あるいは間接法（三進法）などが用いられる．

　直接法は，下顎臼歯咬合面より1cm上方で内斜線と翼突下顎ヒダ中央に刺入し，咬合平面に平行に反対側の犬歯または第一小臼歯の方向から1.5～2.0cmの深さで骨面に達するまで針先を進める．

　間接法は，直接法の刺入点よりわずかに外側から刺入し，直接法と同様の方向に針を進め内斜線に針先が達したところで注射側下顎臼歯部の歯列方向と平行になるまで注射筒を移動させ約1cm針先を進める．その後，注射筒を対側小臼歯部付近まで戻し，骨面に当たるまで針先を進める．

　最近では，下顎孔近位伝達麻酔が用いられている．これは注射針の先を下顎孔に達しない翼突下顎隙の中に入れて注射を行うことで下歯槽神経の麻酔を得る方法であり，神経損傷，血管損傷の危険性が少なく，下顎孔伝達麻酔と同等の麻酔効果が得られる．

　また頰神経の麻酔と術中の出血軽減を図る目的で，智歯の遠心から第二大臼歯の頰側にかけて浸潤麻酔を行う．

2）切開・粘膜骨膜弁剥離

　切開は埋伏の状態によって異なる．不完全埋伏症では骨の削除量に応じて三角弁切開法，歯頸部切開法，智歯遠心切開法を使い分ける．完全埋伏症では三角弁切開法を用いる．三角弁切開法は第二大臼歯頰側歯肉（縦切開）と智歯あるいは第二大臼歯遠心に切開を加え，粘膜骨膜弁を反転し骨面を露出させる．

　縦切開はWinterの分類Position AからCへの埋伏の状態に応じて第二大臼歯の頰側から第一大臼歯頰側へと近心に移動する．遠心切開は歯槽頂外斜線寄りに加える．舌側寄りだと出血が多いうえ，顎下隙を開放させるため術後感染を招く可能性がある（図2）．

3）骨削除

　骨削除の目安は，歯冠の最大豊隆部が確認でき，ヘーベルを挿入できるスペースを作ることである．骨削除はラウンドバー（必ず注水する）や骨ノミを用いる．エアタービンはエンジンや骨ノミに比べて術後の炎症や反応性腫脹が強く現れる傾向があるので，避けるべきである．

4）歯冠分割および歯根の抜去

　術後の腫脹や疼痛を極力最小限にとどめるためには，骨削除を可及的に少量にする必要がある．したがって，歯冠は分割して抜去することになる．この際，智歯－第二大臼歯間に空隙がある場合は歯冠の除去は容易であるが，近心咬頭が第二大臼歯歯冠遠心豊隆部下に嵌入している場合は分割しても歯冠の除去に難渋する．したがって，バーは遠心に傾けて分割を進めていくことでスペースを確保できる．分割はエアタービンを用いて歯質を完全に切断し，歯冠を抜去するスペースを十分

図 2　埋伏の分類と切開線

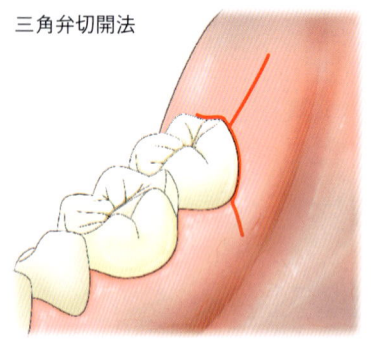

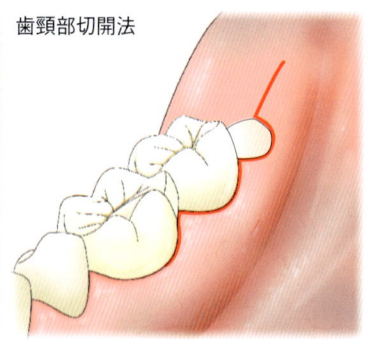

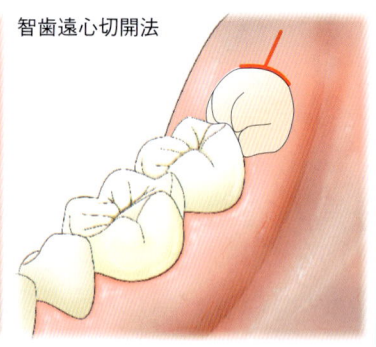

三角弁切開法　　　　歯頸部切開法　　　　智歯遠心切開法

不完全埋伏症で骨の削除量が少ないことが予想される場合は智歯遠心切開法あるいは歯頸部切開法，完全埋伏症を含めて骨の削除量が多いと予測される場合は三角弁切開法というように状態に応じて使い分ける

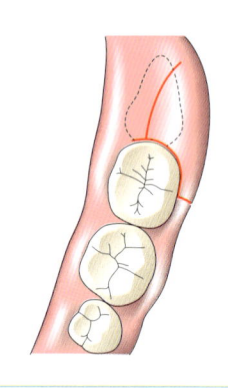

縦切開は歯冠側から開始し，やや近心に向かって切開を進める
遠心切開で顎下隙を開放させないためには第二大臼歯遠心の骨形態を十分触知する
エアタービンで歯冠分割を行う場合は遠心中央やや舌側から頬側に向けて切開を行う

に作ることが望ましい．ただし下顎管が直下にあり，これをバーで損傷する可能性がある場合には，底部の歯質を一層残してヘーベルで歯を分割したほうが安全性が高い．歯冠を除去した後，そのスペースを用いて歯根を脱臼させ，抜去する．傾斜や埋伏状態に応じてスペースを確保するための工夫を講じる必要がある（図 3, 4）．脱臼しない場合は根肥大，弯曲，癒着を考慮し，根分割または骨削除を行う．うまく抜去スペースを確保できなかった場合は，迷わず根分割または遠心骨削除を行ったほうがよい．

5）搔爬

抜歯創内の肉芽組織や歯小囊を完全に搔爬し，骨鋭縁部を移行的にし，生理食塩水で術野の切削片などを洗浄する．特に縦切開部の空隙には切削片が残存しやすく，術後感染の原因となるために注意を要する．

6）縫合

縦切開部，遠心切開部を結節縫合する．原則として，遊離弁から固定弁に針を通す．この際，創部は完全に閉鎖できなくてもかまわない．

7）術後処置と注意事項

術後腫脹や内出血を防ぐために，手指で粘膜骨膜弁を圧迫して骨や骨膜を密着させ，骨膜下に溜まっている血液やエアを取り除く．

図3 第二大臼歯との間に空隙がある場合は分割した歯冠の除去は容易（左）．歯冠が第二大臼歯遠心のアンダーカットに入っている場合は除去が困難になる（右）

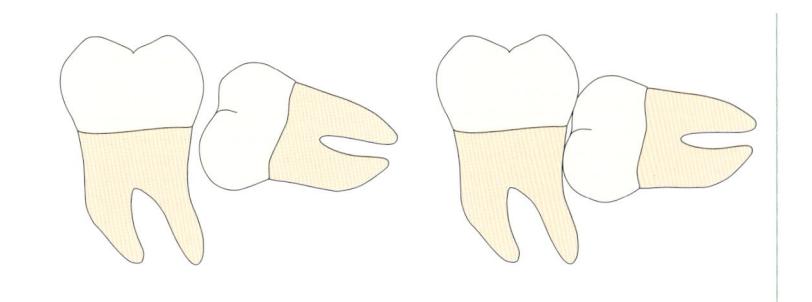

図4 a：バーを遠心に傾けながらエナメル質よりも硬度の低いCEJ付近を切削することで分割時間の短縮が可能．開口量が少なく遠心への傾けが困難ならラウンドのダイヤモンドバーを用いてもよい
b：バーは，①歯冠1/3〜1/2程度平行移動させたのち，②近心面から舌側面にかけて歯軸を中心に回転させるように分割を進める
c：歯冠が舌側に嵌入している場合は脱臼が困難で，無理に力を加えると舌側皮質骨が破折し，歯根を迷入させる可能性がある．そのため，分割は舌側歯質を多めに切削する
d：さらに，低位で舌側の歯冠が歯槽骨で覆われている場合は，3分割すると抜去が容易になる

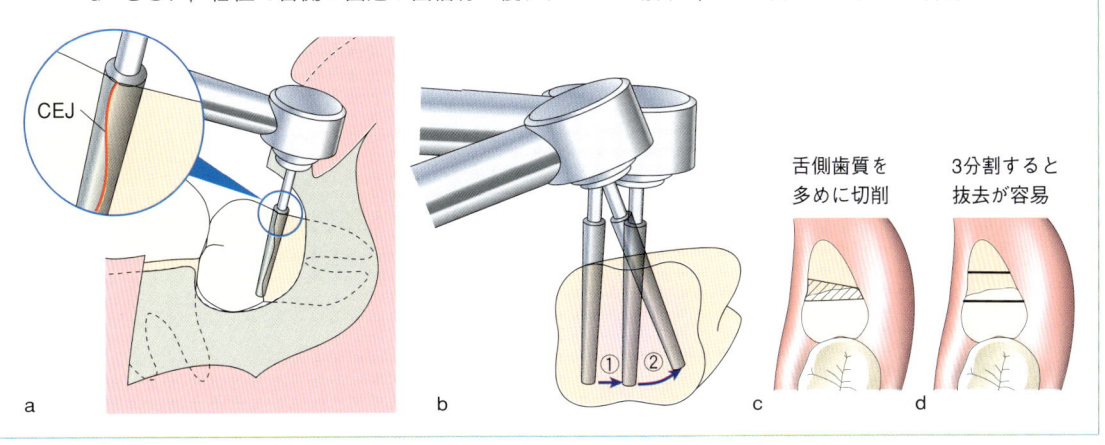

偶発症

　主な偶発症には下歯槽神経や舌神経の知覚異常，術後出血，抜歯後疼痛および感染，抜歯時異常出血，口腔底への歯根迷入，ドライソケット，気腫などがある．最も避けたいのは下歯槽神経の損傷である．これは歯冠分割の際の損傷や，歯の脱臼に伴う歯根や周囲骨小骨片による神経の圧迫，抜歯窩掻爬時の損傷などにより発現する．術後の知覚麻痺は不用意な下歯槽神経の掻爬や，歯冠分割の際のタービンバーにより切断された場合を除いては，数週間から3カ月以内に回復することが多い．

　偶発症については術前に十分説明し，仮に症状が発現した場合，すみやかに高次医療機関，口腔外科あるいは歯科麻酔科に対診する必要がある．

　ゼクリアバーは切削効率がよいが比較的折れやすいため，軟組織への迷入をきたすことがある．その意味ではダイヤモンドバーのほうが安全である．

下顎埋伏智歯抜歯

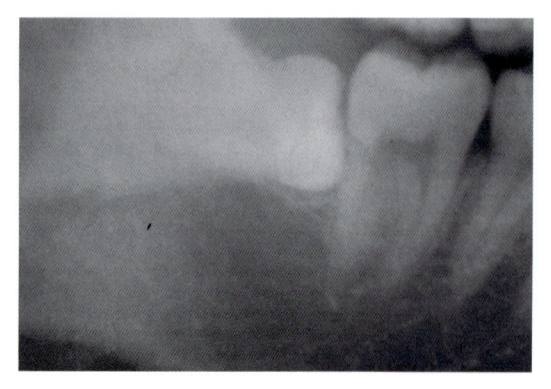

1 7┘と下顎枝前縁の間には全くスペースがなく，8┘は水平位で深く埋伏している．また，X線学的には歯冠部に三日月状半透過画像を認める．Winterの分類（44頁，図1）では「I-B-(2)」に相当する

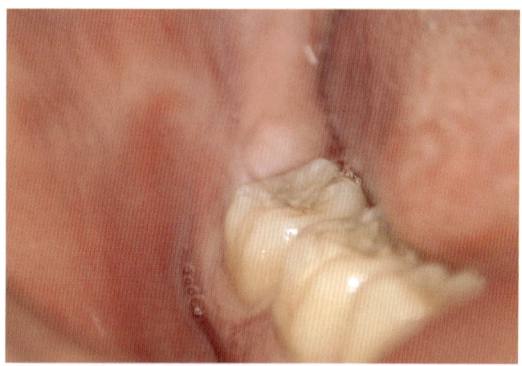

2 8┘部粘膜は軽度に膨隆するが，発赤・腫脹等の炎症所見はみられない

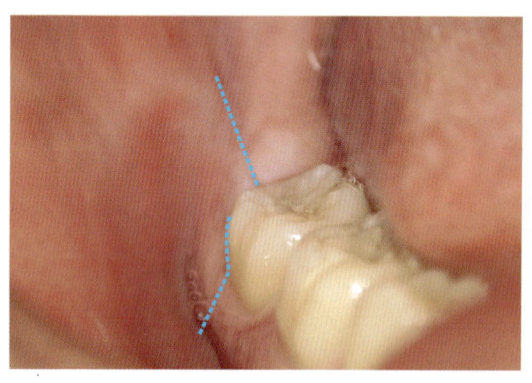

3 本症例では，三角弁切開法を採用した（46頁，図2）．左手指で頬側粘膜を圧排し，7┘遠心部に骨面に達する切開を加える．さらに7┘歯肉頬移行部まで縦切開を加える

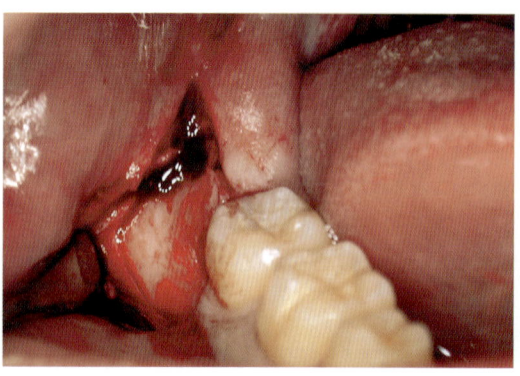

4 粘膜骨膜弁を剝離翻転する．埋伏歯はほぼ骨で覆われている

埋伏歯の抜歯　下顎埋伏智歯

5　歯冠を覆う菲薄化した骨を破骨鉗子を用いて除去し歯冠を露出させた後，外斜線も含めて8|頬側の緻密な骨壁をラウンドバーで開削し，8|の歯冠を十分に露出させる

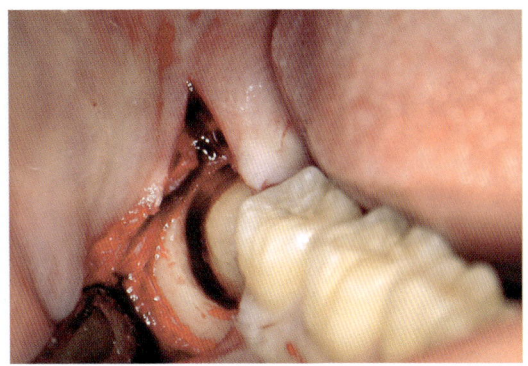

6　エアタービンで8|の歯冠と歯根を分離し，分割した8|の歯冠をヘーベルを用いて抜去する．その際，歯冠が7|に干渉されることが多いため，分割面を十分な幅をもたせて削去し，抜去を容易にさせる

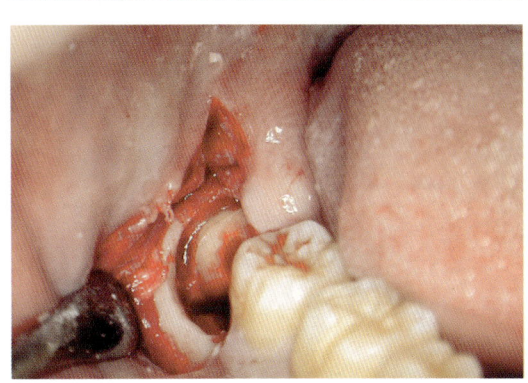

7　骨隙にヘーベルあるいはルートチップを挿入し，歯冠を抜去してできたスペースから歯根を抜去する．削除片や不良肉芽などを残存させることがあるため，同部を生理食塩水で洗浄する

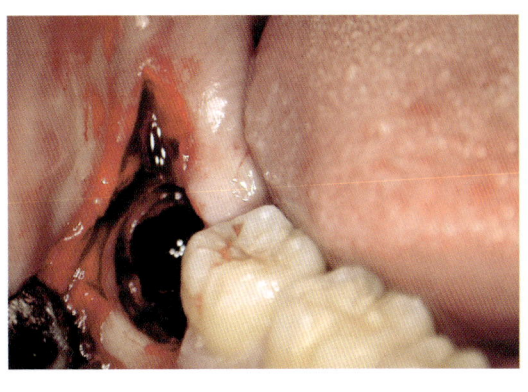

8　翻転した粘膜を旧位に戻し，創を縫合する．腫張が懸念される場合には，緊密な縫合を避けるか，ガーゼやペンローズドレーンを挿入する

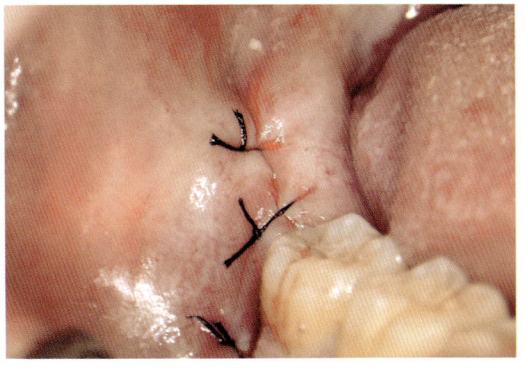

小手術の実際

埋伏歯の抜歯
正中過剰埋伏歯

疾患の特徴

　過剰歯が上顎正中部に埋伏している場合は，正中離開や歯列不正，あるいは永久歯の萌出不全の原因になる．そのためこれらの臨床症状を主訴に受診した結果，X線撮影によって過剰歯がはじめて発見されることもまれではない．このような点から，一般には学童期（7歳前後）に発見され抜歯になることが多い．しかし，なかには無症状に経過し，中高年になって埋伏歯が感染したり，含歯性囊胞を発症させたり，あるいは顎骨の膨隆などによって，義歯装着の障害などを引き起こし，はじめてその存在に気づくこともある．
　正中過剰埋伏歯の抜歯は，対象年齢が低いため，隣接する歯や組織の成熟度，あるいは患者の精神的・心理的発育度などの面から，その対応については慎重でなくてはならない．日常臨床で遭遇する機会も少なくないため，マスターしておきたい．

治療計画

　埋伏歯の存在は，基本的には触診やX線所見で容易に確認できる．X線撮影法はほとんどの場合，等長法と咬合法で状態を把握することが可能である．
　その存在が確認された場合，将来的に隣在歯などへの影響を考慮して可及的早期に抜歯することが多い．しかし，すべての例で早期に抜歯しなければならないわけではない．障害がなければ早期の処置を要さず，定期的な経過観察を行い，経過観察中に障害が生じた場合に抜歯するのも間違いではない．
　埋伏歯の抜歯に際して留意しなければならない点は，以下の事項である．
- 埋伏位置が唇側か口蓋側かによって切開などアプローチが異なる．正中過剰埋伏歯の埋伏位置は報告によりさまざまであり，70～80％が口蓋側に埋伏するとされているが，術前検査で明確にしておかなければならない
- 過剰埋伏歯に近接している永久歯根を損傷しないよう十分留意する．そのため周囲骨の削除の際，外科的侵襲を最小限にすることを心がける
- 一般に対象となる患者が低年齢なため，状態に応じて実施する年齢を考慮する．処置に際しては，不安を与えないように配慮し，短時間に行うことを心がける

術式　① 口蓋側に埋伏している場合

1）局所麻酔

基本的には前歯部唇・口蓋側に浸潤麻酔を行う．

しかし高度に低位に埋伏している場合には切歯孔伝達麻酔を行うことがある．切歯孔伝達麻酔は口蓋正中線上で切歯乳頭中央部の側縁に刺入し，切歯乳頭に対して45°の角度で注射針を進める．

2）切開・粘膜骨膜弁剥離

触診によって粘膜下に歯牙様硬固物が確認できる場合や，X線写真で埋伏歯が存在すると思われる位置に粘膜の膨隆が認められる場合は，図1a に示すように歯肉溝に沿って切開を加える．

一方，著しく低位に埋伏する場合には，図1b のように半月状切開を行うことで視野の確保が容易になる．しかし本法は術中・術後の出血が多くなったり，口蓋弁の血行不良を起こすことがある．

ときに，過剰歯が根尖直下に水平埋伏している場合がある．この場合には唇・口蓋側両側に粘膜骨膜弁を形成することもある．

口蓋側に作成した粘膜骨膜弁を剥離していくと，切歯窩に鼻口蓋神経血管束を認める．埋伏歯が正中部に埋伏している場合はこれが視野を邪魔するが，この神経血管束は想像以上に伸展するので，視野を確保したい場合には左右に牽引する．

神経血管束は切断せざるをえない場合を除いて，温存することが望ましい．

3）骨削除

歯槽骨の削除は骨ノミ・マレットあるいはラウンドバーで行う．削除量は埋伏歯の最大豊隆部を露出させる程度に最小限にとどめる．

この際，隣在歯の歯根を損傷しないように十分注意する．

4）歯の抜去

埋伏歯の抜去はヘーベルで容易に脱臼するが，ヘーベル挿入時の隣在歯への侵襲，動揺や脱臼などのトラブルを避けるため，隣在歯を左手指で把持し埋伏歯を脱臼させる．

埋伏歯の弯曲が強い症例があるが，この場合には無理せず骨削除を追加するか，エアタービンで歯を分割して抜去する．

5）掻爬

抜歯創内の肉芽組織や歯小嚢を完全に掻爬し，骨鋭縁部を破骨鉗子や骨ヤスリを用いて移行的にし，生理食塩水で術野の歯の切削片や骨の削片などを洗浄する．

6）縫合

粘膜骨膜弁を復位し縫合を行う．唇・口蓋側各々の歯間乳頭部に針を穿通させ，歯間乳頭ごとに行う．このとき，直針を用いることで容易に針の穿通が可能となる．

7）術後処置と注意事項

術後腫脹や内出血を防ぐために，手指で粘膜骨膜弁を圧迫して骨や骨膜を密着させ，骨膜下に溜まっている血液やエアを取り除く．術後の創面保護，形態維持，止血効果を得るため術前に作製しておいた床副子（保護床）の装着が有効である．

図1 口蓋側に埋伏している場合のアプローチ

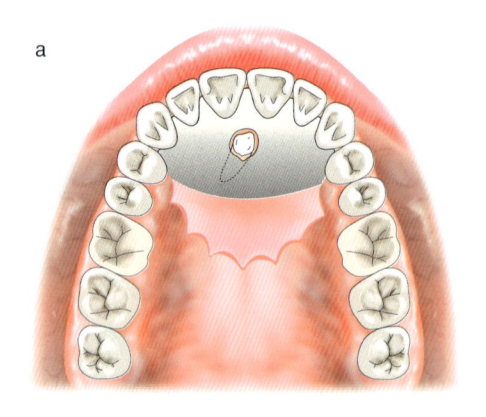

a　触診あるいは肉眼で埋伏歯の存在が確認できる場合は，歯肉溝に沿って切開を加える

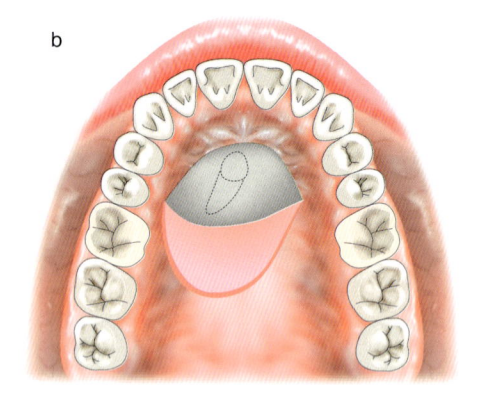

b　触診あるいは肉眼で埋伏歯の存在が全く確認できない場合は，歯肉溝から離れた位置に半月状に切開を加えることで操作性がよくなる

術　式　② 唇側に埋伏している場合

1）局所麻酔

口蓋側に埋伏している場合と同様に，基本的には前歯部唇・口蓋側に浸潤麻酔を行う．高度に低位に埋伏している場合には切歯孔伝達麻酔を行う．

2）切開・粘膜骨膜弁剥離

唇側の切開法は埋伏歯の位置的関係によって異なる．

骨削除が少量ですむような位置に埋伏していて，切開線上の歯に補綴物が装着されている場合は，復位した際の歯肉縁の適合を考慮すると，図2aに示すPartschの切開が適している．

骨削除量が多くなることが予想される位置に埋伏している場合は，十分な視野が確保できる図2bのWassmundの切開や図2cのPeterの切開が適している．

この場合，粘膜骨膜弁の栄養路を考慮して粘膜骨膜弁の基底部を広く設計することが望ましい．

粘膜骨膜弁の剥離に際しては，唇側の歯肉は菲薄なので，粘膜弁が損傷したり，過度に出血をきたすことがある．この予防策としては，ガーゼを介して剥離するとよい．

3）骨削除

ヘーベルが挿入可能な範囲まで骨ノミあるいはラウンドバーを用いて骨を削除する．

4）歯の抜去

唇側からのアプローチは口蓋側に比べて視野が広く，直視下で行える点で操作ははるかに容易である．しかし，埋伏歯の弯曲が強い場合は無理をせず，骨削除を追加するかエアタービンで歯を分割することが望ましい．

図 2 唇側に埋伏している場合のアプローチ

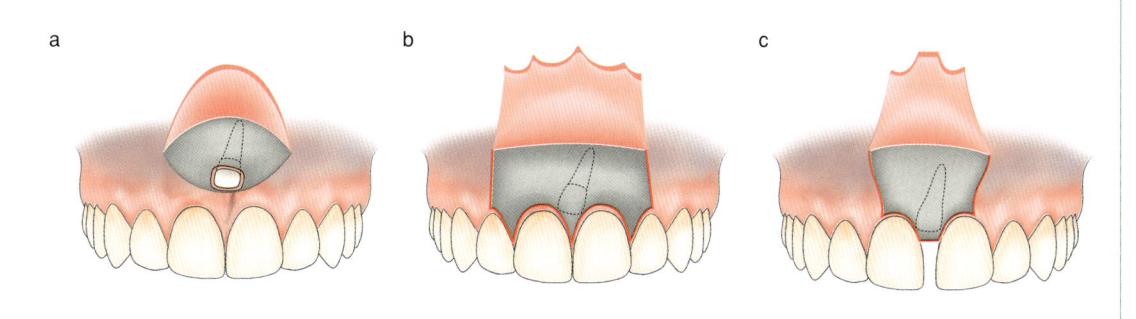

骨削除量が少なくてすむならば，a. Partsch の切開を用いれば抜歯後の補綴物の歯肉縁の適合に影響しない．
骨削除量が多い場合は，b. Wassmund の切開または c. Peter の切開を用いることで十分な視野を確保できる

5）掻爬

抜歯創内の肉芽組織や歯小囊を完全に掻爬し，骨鋭縁部を破骨鉗子や骨ヤスリを用いて移行的にし，生理食塩水で術野の歯の切削片や骨の削片などを洗浄する．

6）縫合

粘膜骨膜弁を復位し結節縫合を行う．このとき，創面を可及的に合わせないと術後の瘢痕形成につながる．

7）術後処置と注意事項

術後腫脹や内出血を防ぐために，手指で粘膜骨膜弁を圧迫して骨や骨膜を密着させ，骨膜下に溜まっている血液やエアを取り除く．特に頰側は唇〜鼻翼下部の顔面腫脹を伴うことが多いため，術前に十分に患者に説明しておく．

偶発症

・口蓋側に埋伏している場合

鼻口蓋神経血管束を切断することにより口蓋前方の知覚異常や出血による浮腫，治癒の遷延をきたす可能性がある．
また歯を抜去する際，ピンセットで不用意に歯をつまんだりすると，把持し損ね滑落して，誤嚥させる可能性がある．

・唇側に埋伏している場合

粘膜骨膜弁と骨との間に死腔が生じることで，唇〜鼻翼下部にかけて強く腫脹することがある．
その予防策として，口腔前庭部にタンポンなどを留置し，さらにテープを用いて鼻前庭を圧迫固定する．

口蓋側埋伏歯抜歯

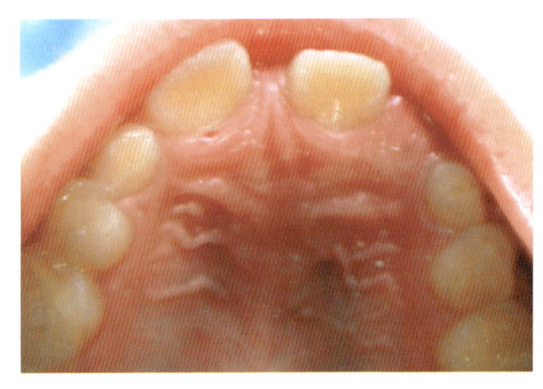

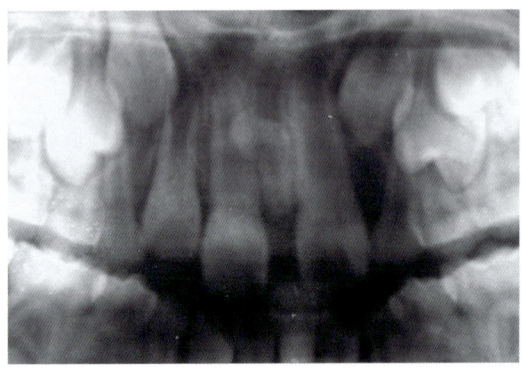

1 肉眼的に，口蓋側の 1| 根尖相当部にわずかな膨隆が観察される

2 X線所見で上顎正中部に強く弯曲した過剰歯が逆行性に埋伏しているのが観察される

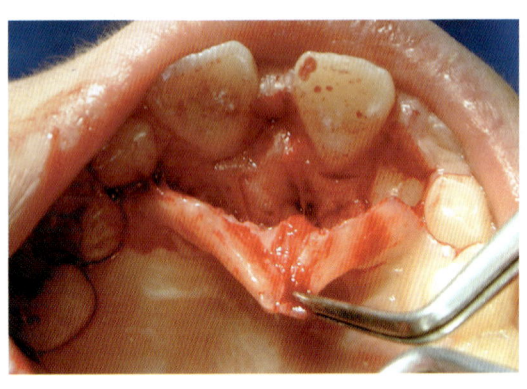

3 上記所見から，本症例は埋伏歯が口蓋側に位置しているので，歯頸部に沿って切開剝離を進める（Wassmund法）

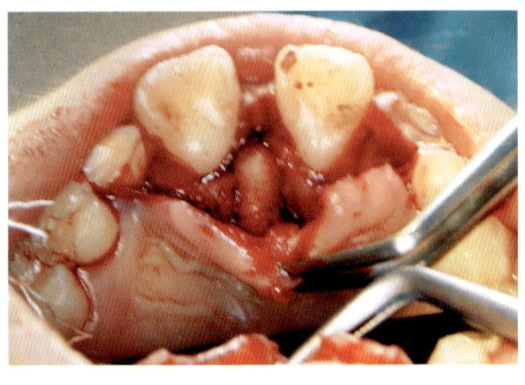

4 ラウンドバーを用いて骨削除を行い，埋伏歯を露出させる

5 隣在歯の歯根を損傷しないように，ヘーベルを用いて慎重に歯を脱臼させたのち，誤嚥させないように鉗子で把持して抜去する

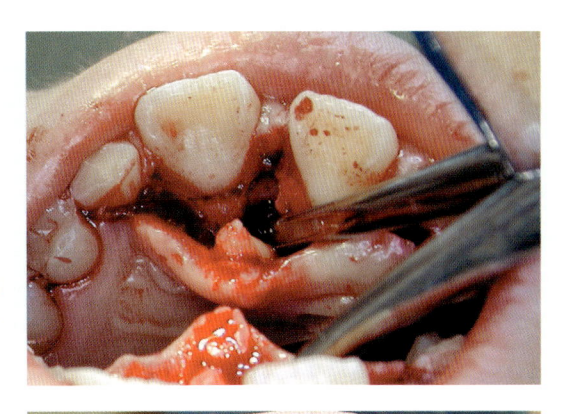

6 骨の削片や歯小囊などの軟組織を鋭匙にてよく搔爬した後，生理食塩水で洗浄する

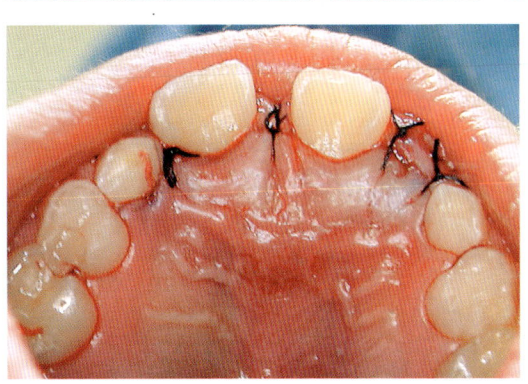

7 粘膜骨膜弁を術前の状態に復位縫合する．本症例では出血が少なく切開の範囲が小さいため，床副子は用いていない

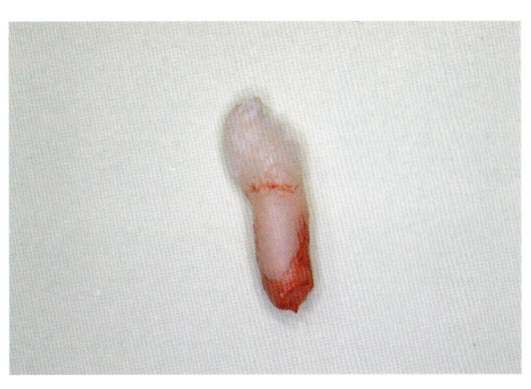

8 抜去した埋伏歯

小手術の実際

外骨症に対する処置
下顎隆起

疾患の特徴

　顎骨に生じる病変のなかでも，外骨症（骨隆起とも呼ばれる）は遭遇する機会が多い疾患である．本症は顎骨の外側に生じる骨の増生をいうが，生理的に増生するもので，腫瘍ではない．本症は発生する部位によってそれぞれの呼称が用いられている．下顎の小臼歯部舌側に生じるものを下顎隆起，口蓋正中部に生じるものを口蓋隆起，上下顎小臼歯部から大臼歯頬側歯槽部に多発性に生じる結節性骨隆起を多発性骨隆起あるいは頬側隆起という．

　下顎隆起は下顎犬歯部から小臼歯部にかけて舌側歯槽骨に生じることが多い半球状の有茎性，外骨性骨隆起である．一般には左右対称・両側性で，加齢とともに増大傾向を示し，また多発性で，その数も増える傾向にある．X線学的には限局した不透過像として認められる．多くの場合，被覆粘膜は正常であるが菲薄で，食物や義歯の刺激で，容易に褥瘡を形成する（図1，2）．褥瘡をつくらないかぎりは無症状に経過する．

　発現年齢としては，加齢とともに出現し，隆起が著明になるのは中年期以降とされている．原因については明らかではないが，咀嚼・咬合力による顎骨への影響，人種的・遺伝的要因が関与するといわれている．

治療計画

　本症は，その存在自体が問題になることは少ない．通常は本人の自覚症状はほとんどなく，主治医から除去を勧められてはじめて隆起があることに気づく場合も多い．隆起部には，食物摂取時の粘膜損傷や義歯による褥瘡形成が起こりやすく，大きさや形状によっては義歯作製時に障害になったり，口腔清掃が困難であったりする．義歯作製にあたっては，小さい隆起であれば義歯内面をリリーフすることで解決されるが，隆起が大きい場合には外科的処置が適応となる．

図1　典型的な下顎隆起．一般に粘膜は薄く，舌房が狭小化している

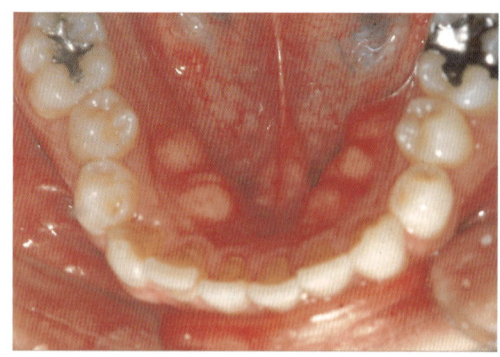

図2　下顎隆起の解剖図

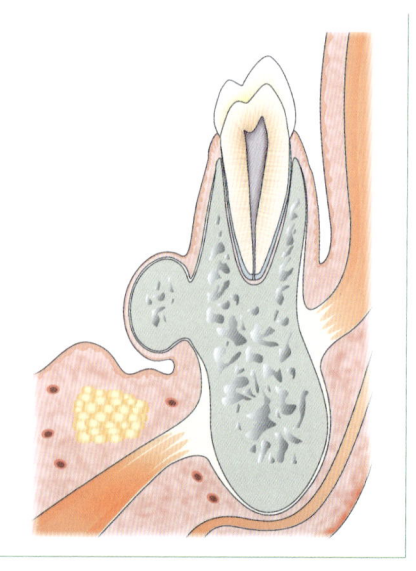

術式

1) 局所麻酔

麻酔は通常の浸潤麻酔で十分である．

麻酔範囲は粘膜剝離を行う予定の部位よりも1～2歯分広い範囲に奏効させる．そのため刺入点は隆起部ならびに隆起の基底部に求め，その周囲を囲繞麻酔する．

また，針を骨膜下に刺入し，麻酔薬を骨膜下に十分浸潤させると，麻酔効果が高まると同時に，その後の骨膜剝離がきわめて容易となる．

2) 切開線の設定・粘膜骨膜弁の作成

切開線の設定は隆起の大きさ，当該部位の歯の有無により異なってくる．

通常，歯がある場合には，切除する骨隆起より近遠心的に5mm離れた位置を起点として，舌側の歯頸線に沿って切開を進め，さらに歯頸線を頂部とする縦切開を近・遠心部に設定する．

縦切開は粘膜骨膜弁の血流を考慮して基底部を若干広めに設定する．骨切除あるいは骨削除する範囲より5mm程度広く設定する理由は，術野を十分確保しないと，バー類など切削器具で周囲粘膜を巻き込んだり，損傷させることがあるためである．

まず，No.15のメスを用いて歯頸線に沿って骨面まで達するように切開を進める．次に近遠心5mm離れた位置に，若干基底部が広めになるように縦切開を加える．

次いで，粘膜骨膜弁を翻転して骨面を露出する．

この操作を確実に行えば，術野を明示でき，術中の出血量を最小限に抑えることができる．

隆起部粘膜は菲薄であるため，剝離を丁寧に行わないと，容易に粘膜が哆開するので十分留意する必要がある．歯頸線ならびに縦切開部の剝離の段階から，骨膜ごと丁寧に剝離操作を行うことが肝要である（図3a）．

3) 骨削除

骨削除の操作は隆起の大きさによっても異なるが，ごく小さいものでは膨隆した骨の基底部に骨ノミを平行に当てて槌打する．あるいはラウンドバーで削去する．多くの場合はこの操作だけで除去できる．

しかし隆起が大きく，また多発性の場合には基底部にラウンドバーを用いて誘導孔を作成し（図3b），フィッシャーバーでこれを連続させた後（図3c），骨ノミで槌打すれば除去しやすい（図3d）．フィッシャーバーで形成する溝の深さは，隆起の1/3以上は必要である．この際，骨ノミを滑脱させて口底部を損傷させないように注意する．多くの場合にはこの操作だけで容易に除去しうるはずである．

骨隆起が除去された後，必要に応じてラウンドバーや骨バーあるいは骨ヤスリを用いて凹凸面を平滑にする（図3e, f）．バーを用いる場合は注水下で低速回転で行い，周囲の軟組織を巻き込まないように注意する．

肉眼的に骨面が平滑に見えても実際には骨の鋭縁が残存していることがある．そのため，一度粘膜骨膜弁を旧位に戻して粘膜面から骨面を触れてみる．ここで鋭縁が確認されればもう一度骨面を平滑にする．

これらの操作がすべて完了した後，術野を生理食塩水で十分洗浄し，縫合操作に移る．

図3 下顎隆起形成術

a 粘膜骨膜弁を翻転し，骨隆起を露出させる

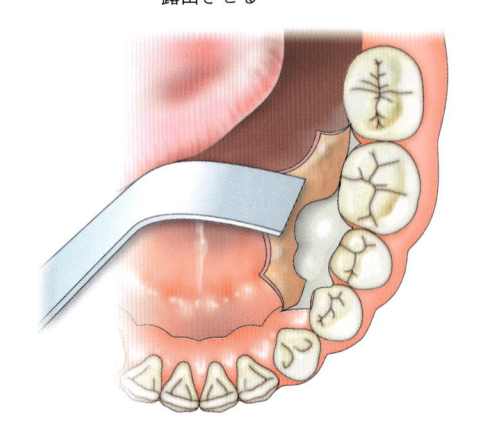

b ラウンドバーを用い骨隆起境界部に誘導孔を形成する

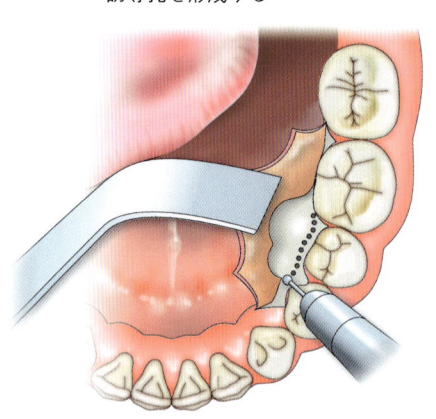

4）縫　合

遊離歯肉骨膜弁と固定側歯肉との縫合を容易にするため，まず，固定側の近心歯肉粘膜を骨膜とともに約5mmほど剥離すると，縫合操作が行いやすい．

縫合は丸針の弱弯を用いて，縦切開部より行う．しかし，歯間乳頭部の縫合には直針を用いるほうが便利である．直針による縫合操作は，遊離歯肉骨膜弁から固定側歯肉に向けて唇頰舌的に針を貫通させ，次に針を歯間部空隙からくぐらせ，舌側に返し縫合する．

縫合後，ガーゼで創部を圧迫し，貯留した血液を排出する．また創部の安静を図る目的で3日間ほどサージカルパックを行う．

5）術後処置と注意事項

術後，感染予防のため抗菌薬の投与を3〜5日行うが，下顎隆起では口底炎を継発することがあるため，十分な投与量が望ましい．また局所の清潔保持のため，含嗽剤の処方も必要である．骨膜剥離を行っているため，通常，抜糸は1週間目に行う．

偶発症

下顎舌側には注意すべき血管，神経が通っている．まず縦切開を深い位置まで進めることでオトガイ下動脈，舌下動脈，舌神経を損傷し，ときには大量出血により血腫を形成し，生命を脅かす気道閉塞を起こす可能性がある．予防としては，十分な術野が得られれば，不用意に深部への切開を行わないことである．

バーなどの回転切削器具を使用中には，粘膜骨膜弁をしっかりと把持し，術野を保っておかないと周囲の組織を巻き込む可能性がある．これは組織の損傷や粘膜の治癒に影響を

c　ラウンドバーで形成した誘導孔を，フィッシャーバーで連続させ，骨ノミを挿入する溝を形成する

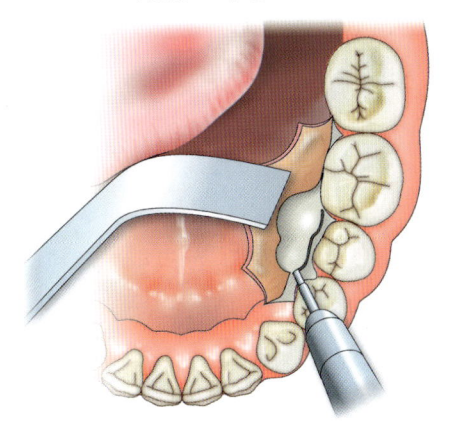

d　作成した溝に骨ノミを当て骨隆起を削除する

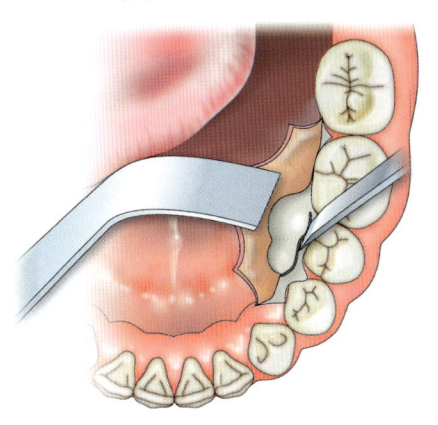

e　骨バーを用いて骨面を平滑にする

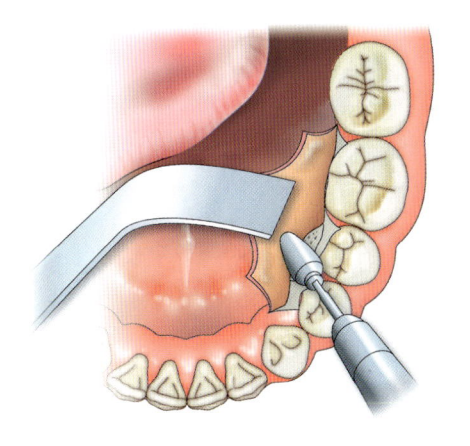

f　さらに骨ヤスリで骨面を滑沢にする

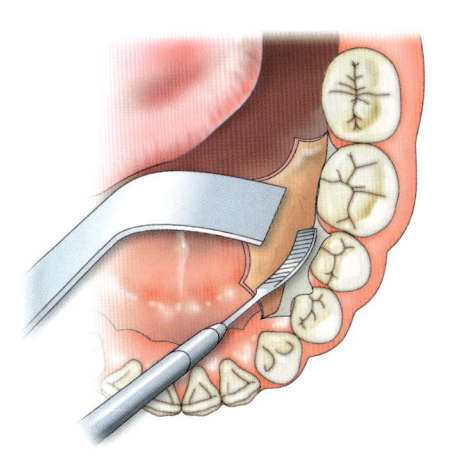

及ぼす．また回転切削器具の使用時は必ず注水下で行う．無注水で行うと治癒不全，骨壊死などを起こす．

骨ノミ使用時の滑脱による口腔底部の損傷も，ときには大量出血により血腫を形成し，生命を脅かす気道閉塞を起こす可能性がある．口腔底損傷による気道閉塞が起きた場合，すみやかに専門医療機関への救急搬送を要請すべきである．術後の内出血斑が頸部にまで及ぶことがある．

骨鋭縁部の取り残しが原因で疼痛を伴う場合，再度手術が必要になることもある．

下顎隆起形成

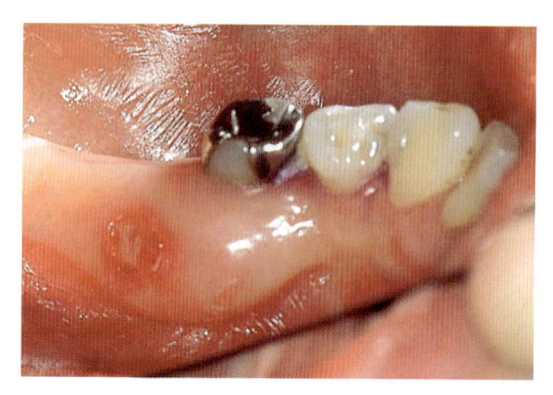

1 術前所見. 義歯による褥瘡. 食事時に頻繁に損傷する

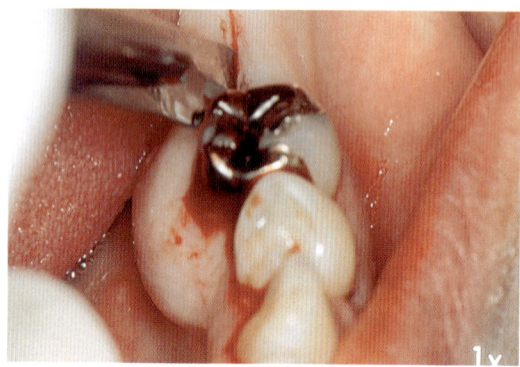

2 浸潤麻酔は骨隆起周囲を囲むように行う. 通常は浸潤麻酔で十分である. 切開線は, 切除する骨隆起より近遠心的に5mm離れた位置を起点とする. 本症例では歯頸線から歯槽頂上に延長した. 術野を確保するため, 縦切開を併用する

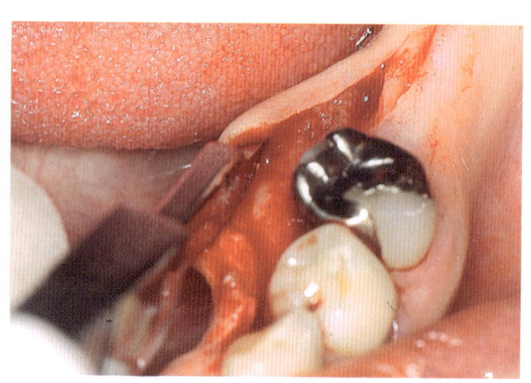

3 粘膜骨膜弁を損傷しないように, 丁寧に剝離を進める. 粘膜骨膜弁の適切な剝離が出血を最小限にし, その後の操作を容易にする

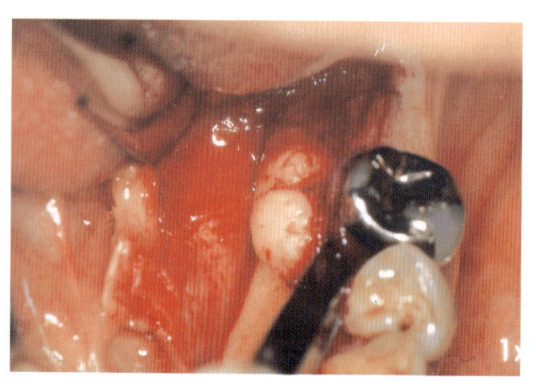

4 粘膜骨膜弁を翻転して骨面を露出させる. 十分に術野を確保する. 膨隆した骨の基底面に骨ノミを平行に当て, 槌打する. 骨ノミが口底部に滑落しないように注意する. 骨隆起が大きい場合には, ラウンドバーやフィッシャーバーで溝を深い位置まで形成してノミを当てる

外骨症に対する処置　下顎隆起

5 骨ノミで削除した後，骨バーで凹凸面を平滑にする．この際，粘膜骨膜弁を巻き込んだり損傷しないよう留意する

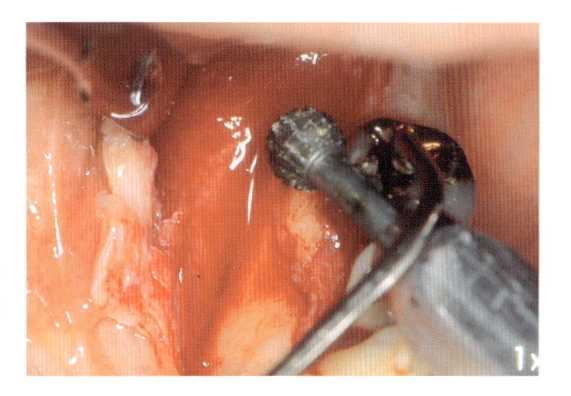

6 さらに骨ヤスリにて骨面を滑沢にする

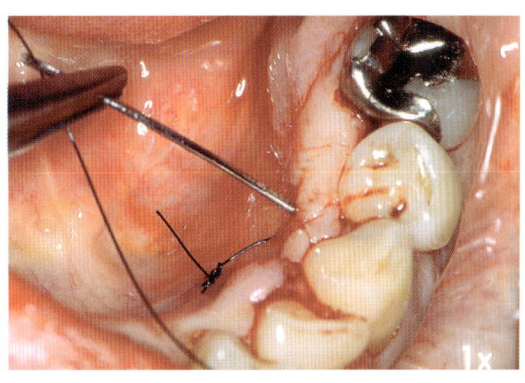

7 縦切開部を先に縫合する．続いて，直針を用いて頬舌的に縫合する．舌側歯間乳頭部から頬側固定歯間乳頭部に針を貫通させて，針を歯間部空隙からくぐらせ，舌側で縫合する

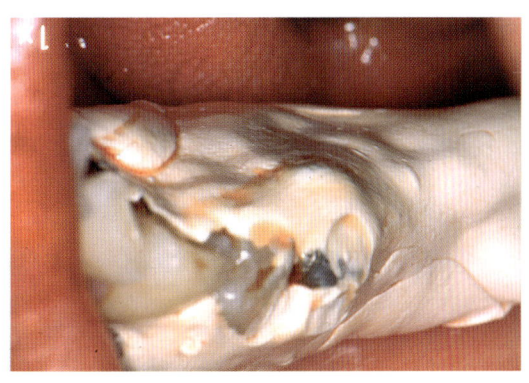

8 血腫形成防止と遊離歯肉弁の再付着のため，サージカルパックを行う

小手術の実際

外骨症に対する処置
口蓋隆起

疾患の特徴

　下顎隆起とともに口蓋隆起も日常臨床で頻繁に行われる外科的処置の一つである．口蓋中央部に位置するという点で，下顎隆起や多発性外骨症とは術式が若干異なるので，正しく理解したい．

　硬口蓋のほぼ正中部にみられる骨の膨隆で，形は扁平のものや結節状など多様で，ほとんどの場合対称性に発生するのが最大の特徴である（図1）．

　日本人では比較的発現頻度が高く，一般に緩慢に発育するため自覚症状に乏しい．為害性がないため必ずしも削除の必要はないが，著しく増大したものでは，食物摂取時に隆起部の口蓋粘膜を損傷したり，義歯装着時に褥瘡性潰瘍を形成することがある．頻繁な粘膜損傷や潰瘍の形成のため，癌を心配して来院することが多い．

治療計画

　口蓋隆起は特に障害がなければ放置しても差し支えないが，義歯床やパラタルバーなど義歯の設計に支障をきたす場合には隆起形成術を行う．

　隆起の大きさや形状（扁平状，結節状，分葉状）によって切開線の位置を考慮し，バーや骨ノミなどを用いて削除する．

　手術に際しては固有鼻腔や上顎洞との関連，口蓋部の脈管・神経の走行など十分な解剖学的配慮が必要である．

　骨隆起が大きいほど被覆粘膜は菲薄であるため，血流に乏しい．そのため術後に同部の粘膜骨膜弁が壊死を起こし，骨面が露出することがある．したがって縫合にも十分な配慮を要する．

図1　典型的な口蓋隆起

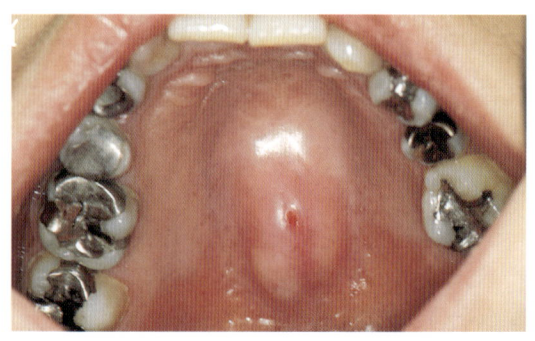

術 式

1）局所麻酔

 麻酔は通常の浸潤麻酔で十分である．麻酔範囲は口蓋隆起周囲の囲繞麻酔を行う．隆起が広範な場合には補助的に隆起部に行うこともある．「下顎隆起」（56頁〜）でも解説したように，針を骨膜下に刺入するのがコツである．

2）切開線の設定・粘膜骨膜剥離

 切開線は骨隆起の大きさ，部位により症例ごとに若干の修正が必要となる．

 一般的には，中央部の縦切開（I切開）が基本的な切開線であるが，骨隆起の大きいものでは，その後端にV字に補助切開を追加し（図2a），術野を明視しやすいようにする（VY切開）．骨隆起中央部の縦切開は，血管の最も少ない部位を切開するので，術中の出血を最小限度にすることができる．また，両側大口蓋動脈からの血行を妨げない点で有利である．

 この切開を行う場合，血流を十分考慮する（図3）．口蓋中央部は血行に乏しいため，粘膜弁の血行障害を生じ弁の壊死を生じやすいからである．

 「下顎隆起」（56頁〜）でも解説したように，切開は骨に達するように一気に行うのが基本である．

 骨隆起の小さいものや片側性のものでは，血行を配慮し，骨隆起の周囲に弧状（図2b）あるいは逆U字形（図2c）に切開線を設定する．口蓋中央部で扁平なものでは，逆U字形に縦切開を補助的に加えるのもよい（図2d）．

 被覆粘膜の剥離は必ず骨膜を含めて行うのが原則である．

 口蓋粘膜は一般的に厚いが，骨隆起上の粘膜はきわめて薄いため破れることが多く，剥離は慎重に行う必要がある．破れたり，きれいに剥離されないと，粘膜壊死や哆開の原因になるので十分留意する．

3）骨削除

 口蓋は陥凹しているため隆起の扁平なものや小さいものでも，骨ノミによる操作はむしろ難しく，骨バーで削去するのがよい．

 結節状あるいは分葉状のものでは，骨隆起を3〜4分割し除去するのがよい．まずフィッシャーバーを用いて，分割するための溝を作成し，骨ノミで削除する．溝は深いほど削除がしやすくなるが，過剰な溝の作成や深い位置の削除で鼻腔底を穿孔しないよう十分注意する．

 削除に際しては，骨ノミの刃先を口蓋面に平行にして槌打すれば穿孔は避けられる．隆起を基底部から一挙に，あるいは一塊に除去しようとすると，過剰削除による鼻中隔を含めた口蓋突起の破折，出血，あるいは口腔鼻腔瘻を継発させる危険がある．

 バーを用いる場合は，周囲の軟組織を巻き込まないように剥離子などで圧排し，注水下で溝の作成，骨削除を行う．

4）縫合

 縫合前に，骨の削片などが残留しないように生理食塩水で十分洗浄する．骨削除によって生じた余剰の粘膜を歯肉剪刀でトリミングした後，縫合操作に移る．

 弧状，U字形切開では対側固定粘膜を剥離しておくと針が通しやすくなる．

■ 小手術の実際

図 2　口蓋隆起の種類と切開線の設定

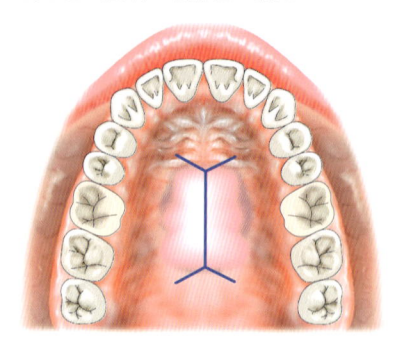

a：VY法

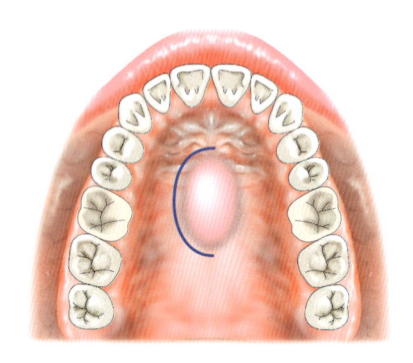

b：弧状

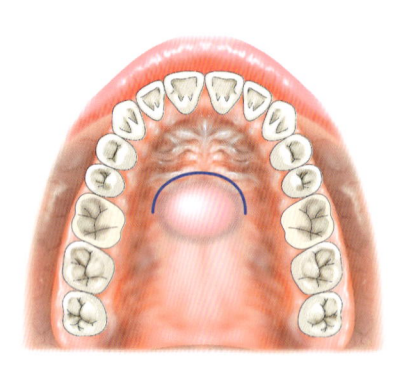

c：逆U字型

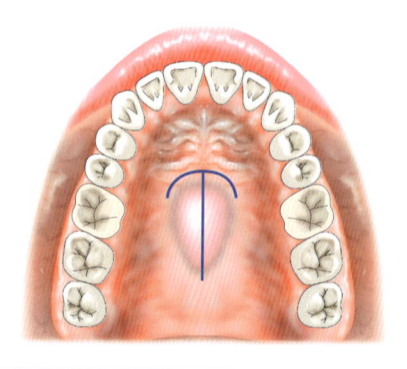

d：縦切開＋逆U字型

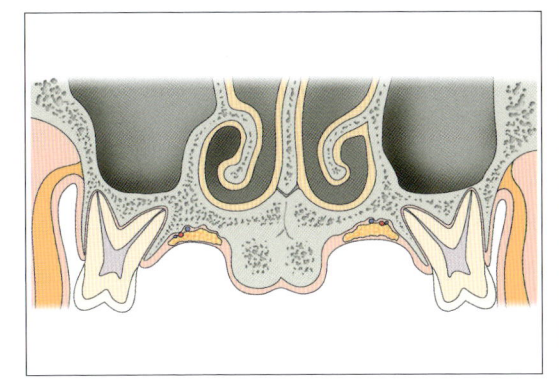

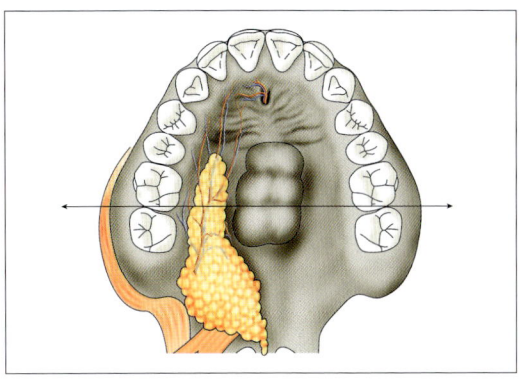

図3 口蓋隆起の解剖（寶田博：顎口腔の小外科．医歯薬出版，1994．より）

5）術後処置と注意事項

縫合後は創部をガーゼや手指で十分に圧迫し，骨膜と骨の間に貯溜した血液を排出する．

また，保護床で圧迫すると，術後の出血防止や腫脹の予防に役立つばかりか，粘膜が密着し移行的で良好な形態が得られる．義歯を装着している場合には，これを調整して利用すれば便利である．保護床を3〜4日間装着させておくと粘膜骨膜弁が密着する．

感染予防のための抗菌薬の投与を3〜4日間行い，局所の清潔を保つため含嗽剤の投与も併せて行う．抜糸は7日前後に行う．

偶発症

粘膜骨膜弁の剥離時，隆起上の口蓋粘膜は非常に薄いため，損傷させると術後の粘膜壊死や哆開の原因となる．

バーなどの回転切削器具を使用中には，粘膜骨膜弁をしっかりと把持し，術野を保っておかないと周囲の組織を巻き込む可能性があり，粘膜の治癒に影響を及ぼす．また必ず注水下で行う．無注水で行うと治癒不全，骨壊死などを起こす．過剰なフィッシャーバーでの溝の作成や深い位置での骨削除により鼻腔底を穿孔する可能性がある．

骨ノミ使用時には，ノミ刃先の方向を反対の鼻腔側に向けて槌打させると鼻中隔を含めた口蓋突起破折，出血，術後の口腔鼻腔瘻の形成が起こる可能性がある．口蓋隆起を最終的に一塊として取り出す際，ピンセットで不用意につまんだりすると把持し損ね，滑落して誤嚥させる可能性がある．

また，術中に過剰な縦切開により大口蓋動脈を損傷すると，出血の原因になる．

口蓋隆起除去後の余剰粘膜のトリミングを行わないと，余った粘膜は壊死し哆開する．

口蓋隆起形成

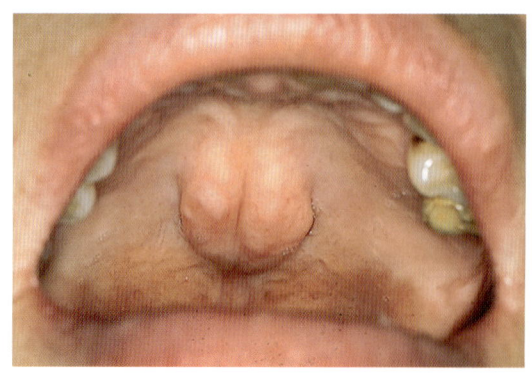

1 術前．左右はほぼ対称性で，結節状に隆起している

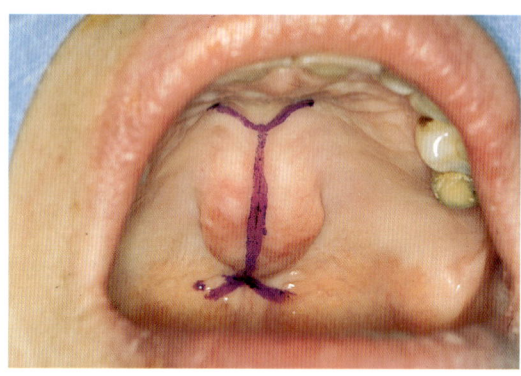

2 切開線は VY 切開を選択し，ピオクタニン液でデザインした．この方法だと骨隆起部分に十分な術野が得られる

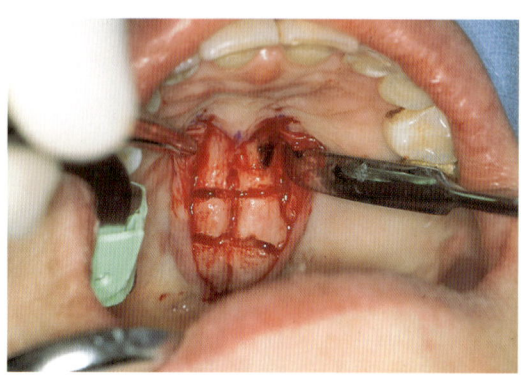

3 粘膜が薄いため，破らないように骨膜剝離を丁寧に行い，剝離が完了したら，フィッシャーバーを用いて，分割のための溝を作成する．分割のための溝は，左右あわせて 6〜8 分割がよい

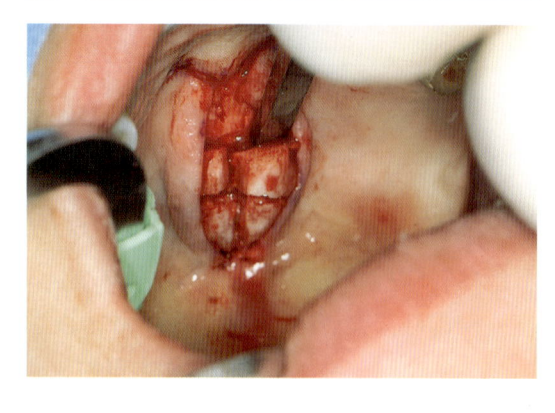

4 骨ノミを用いて前方から切り込みごとに削除を行う．骨ノミの角度は，鼻腔底に対しなるべく平行にする

5 口蓋隆起を基底部まで削去した後，鋭縁や凹凸のある部分は骨バーで平滑にする

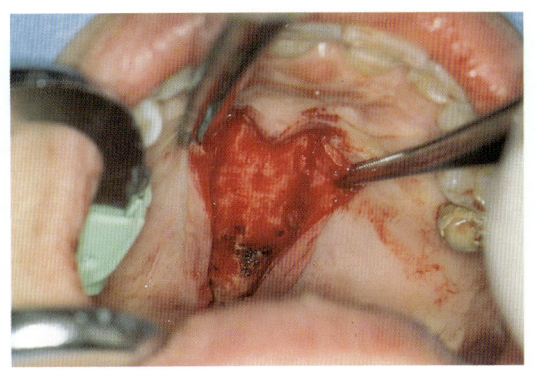

6 余剰粘膜を断端が適合するようにトリミングし，縫合する．針は粘膜が薄い場合は丸針を用いれば粘膜は破れない

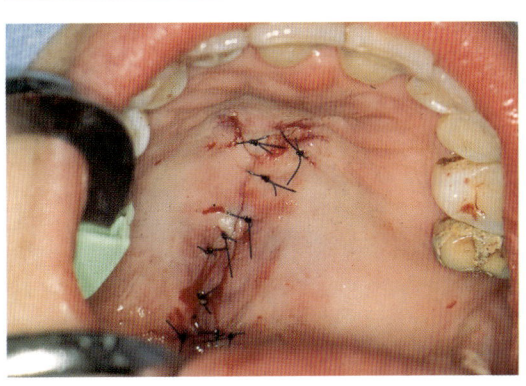

7 保護床を装着．保護床で創部を密着させると，術後出血や腫脹が防止される

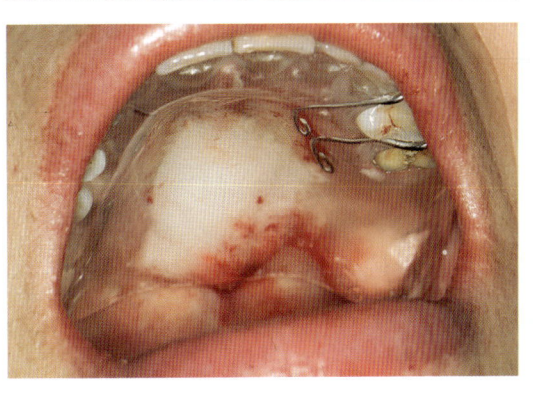

8 術後 21 日．創部の治癒は良好である

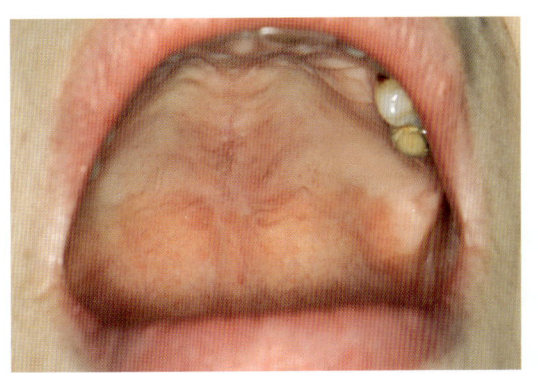

小手術の実際

外骨症に対する処置
多発性外骨症

疾患の特徴

　上下顎を問わず，また前歯部，臼歯部にかかわらず唇側，頰側に多数の骨瘤を生ずるものを多発性外骨症（唇側隆起あるいは頰側隆起など発生部位にあわせた便宜的呼称）という．小さなものでは小豆大や大豆大，大きなものでは拇指等大に及ぶものがあり，大きさはまちまちである．一般に唇，頰側に棚状，瘤状に突出するため，食物残渣やプラークの停滞により歯周疾患の原因になる．そのため，頰側歯槽骨の著しい吸収を招くことが多い（図 1a）．
　また，義歯作製上の障害になったり，食物摂取時における歯肉粘膜の損傷や褥瘡などを主訴に来院する．なかには，癌を心配して来院することもある．

治療計画

　通常，自覚症状がなく経過することがほとんどであるが，歯周疾患の原因になったり，義歯など補綴物作製の際に障害や接触痛を生ずる場合には削除する必要がある（図 1b，c）．
　外骨症は最も日常的に行われる補綴前処置としての歯科小手術の一つであり，多くの成書にも記載されている．ここで解説する術式は簡単で，しかも合併症が少ない手術法であるため，歯槽骨ならびにその周辺の骨に対する処置の観点からも応用する機会が多いはずである．

図 1a　典型的な多発性外骨症．比較的小さい骨瘤が存在．進行した骨欠損が認められ，歯周疾患が進行していることがわかる

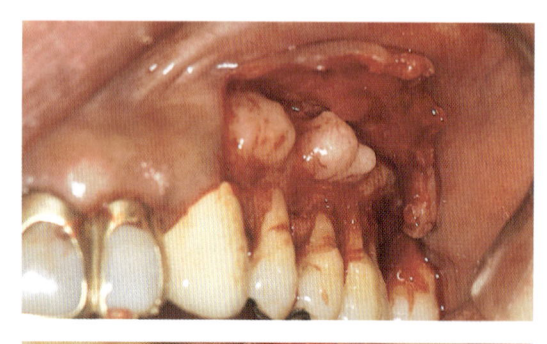

図 1b　骨ノミにて溝を作成

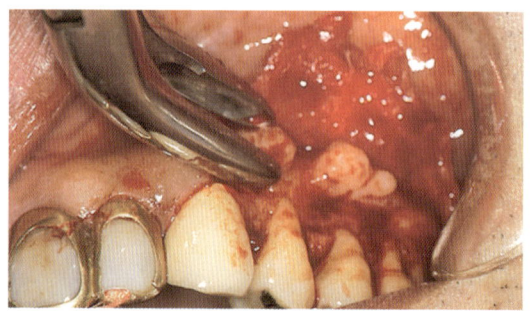

図 1c　破骨鉗子で除去

術 式

1）局所麻酔

　他の外骨症と同様に，骨瘤が多数存在し散在していても，粘膜剝離を行う範囲より1～2歯分広めに浸潤麻酔を行う．「口蓋隆起」（62頁～）でも述べたように，粘膜骨膜弁の剝離を容易にするため，針を骨膜下に刺入し浸潤させることを念頭におく．

　骨瘤が棚状に著しく突出している場合には，骨瘤周囲を囲繞麻酔し，骨瘤部分にも浸潤させると骨膜剝離が容易になる．

2）切開線の設定・粘膜骨膜弁の作成

　切開線の設定は骨隆起の範囲，存在する歯の状態によって異なるが，多くの場合には骨隆起から歯頸部までの距離が短いため，歯頸線に沿った切開法が選択される（図2）．縦切開は前歯部の場合両端に行い，臼歯部の場合は近心端にのみに行えば十分である．

　しかし，なかには棚状に，しかも広範囲に突出している場合がある．この場合には歯頸線切開では剝離量が大きくなるため，骨瘤最

図2　多発性外骨症に対する切開線の設定．切開線は，骨瘤から約 2～3 mm 離した位置に設定する．単発性の場合には，半球状の切開線で十分術野が得られる（a）．歯頸線ならびに近心縦切開で不十分な場合には，遠心側にも縦切開を加える（b）．骨瘤が複数近接して認められる場合には，半球状切開を近遠心的に延長したような，逆台形状切開が用いられる（c）

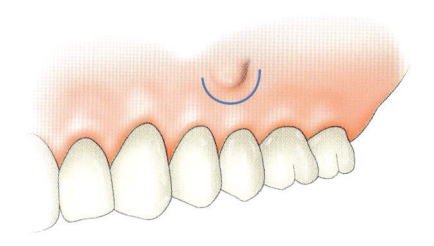

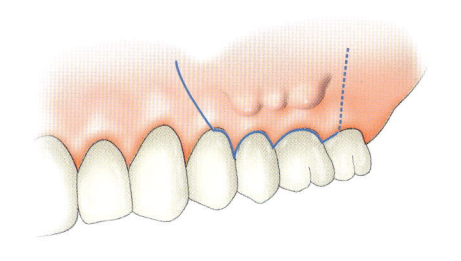

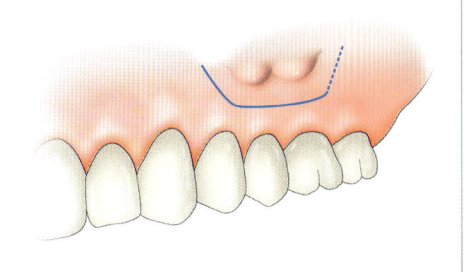

大膨隆部に切開線を求め，「口蓋隆起」（62頁〜）と同様にするのが合理的である．

粘膜剝離は骨膜を骨面に残さないよう骨膜を含めて剝離する．骨面は大きな骨瘤の場合では，他の外骨症と同様に，凸面上の粘膜は薄い状態になっている．そのため，粘膜が破れないように注意しながら剝離する．

3）骨削除

骨瘤が比較的小さなものでは，一般的に骨瘤の除去は骨ノミを用いるか，骨ノミで溝を作成し（図 1b），破骨鉗子で除去する（図 1c）．残存する骨鋭縁部は骨ヤスリで平坦にする．その後骨面に戻した粘膜上から骨面を触れて，鋭縁を触知したら再度その部に骨ヤスリをかける．この操作で十分処理できるはずである．創部を十分洗浄した後，縫合処置に移る．

骨瘤が大きな場合には，下顎隆起を除去する場合と同様に，粘膜剝離を行った後，骨瘤の基底部にラウンドバーで誘導孔を作成し，これをフィッシャーバーで連続させ深い位置に溝を形成し，骨ノミを当て，叩打して除去する．除去したら骨バーで表面を平滑にする

（58，59 頁，図 3 参照）．

4）縫 合

縫合操作は，剝離した骨膜弁を旧位に復し，余剰粘膜をトリミングし縫合する．縦切開を行った場合には，縦切開線から行う．この際，縫合を容易にするため固定側の歯肉粘膜を 5 mm 程度剝離しておく．次に歯頸線切開を加えた場合には歯肉骨膜弁断端と舌，口蓋側に穿通する縫合を行う．この場合には直針を用いて頬側の歯肉乳頭部から口蓋側に穿通し，頬側に折り返し縫合する．

また，針は骨膜まで確実に通すことが重要である．

5）術後処置と注意事項

縫合後は，術後腫脹や内出血を防ぐために，創部をガーゼや手指で十分に圧迫し，骨膜と骨の間に貯留した血液を取り除く．また場合によっては創部の安静を図る目的で 3 日ほどサージカルパックを行う．術後の感染予防のため抗菌薬の投与を 3〜5 日間行い，さらに局所の清潔保持のため含嗽剤の処方も必要である．抜糸は 7 日前後に行う．

偶発症

粘膜骨膜弁の剝離時，隆起上の粘膜は非常に薄いため，損傷させると術後の粘膜壊死や哆開の原因となる．

骨バーなどの回転切削器具を使用する場合には，粘膜骨膜弁をしっかりと把持し，術野を保っておかないと周囲の組織を巻き込む可能性があり，粘膜の治癒に影響を及ぼす．また必ず注水下で行う．無注水で行うと治癒不全，骨壊死などを起こす．

骨隆起部を移行的にする際，頬側歯槽骨を削除しすぎると歯根の露出を起こす可能性がある．溝を形成する際，フィッシャーバーで深く形成しすぎると歯根を損傷する可能性がある．

隆起除去後の余剰粘膜のトリミングを行わないと，余剰粘膜が壊死し哆開する．

頬側隆起形成

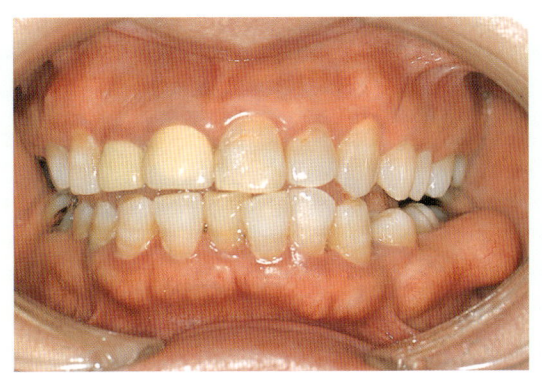

1 術前の口腔内．下顎左側小臼歯部から大臼歯部にわたって拇指頭大の棚状に増生した骨瘤を認める．頬側隆起の存在は，審美的な障害のみならず，外的損傷を受けやすいほか，歯周疾患を誘発する

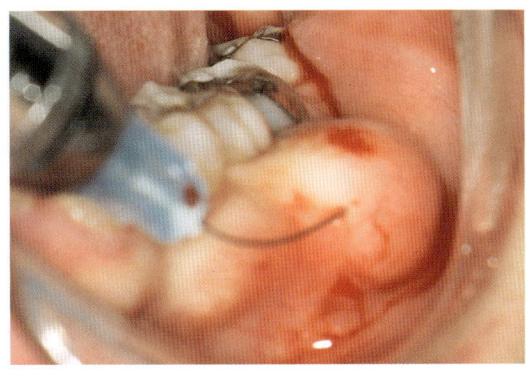

2 浸潤麻酔は 1.8 ml 程度で十分．本症例では，骨瘤の範囲が大きく広いので，骨瘤周囲の囲繞麻酔のほか，骨瘤表面にも十分に浸潤させている

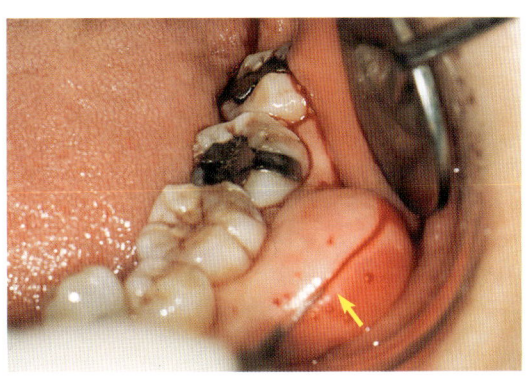

3 骨瘤が大きいため，骨瘤中央部に切開線（矢印）を設定するのが合理的である

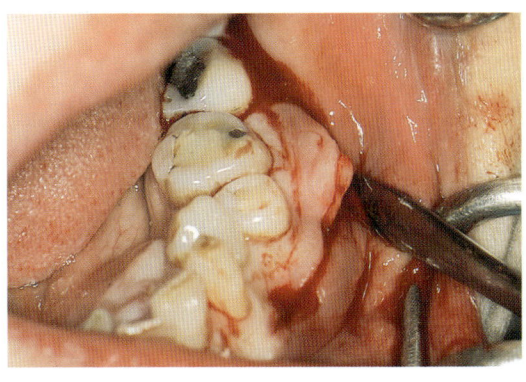

4 このような大きい骨瘤に対して歯頸線切開を用いると，剥離途中で粘膜が破れる危険があるほか，血行障害に陥る可能性がある

■ 小手術の実際

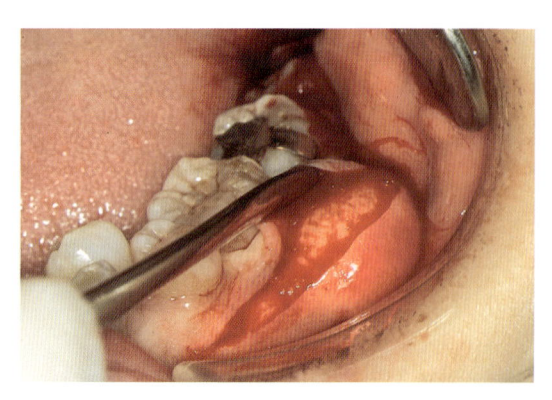

5 骨瘤最大膨隆部に切開線を求めることで，十分な粘膜骨膜弁が作成できる

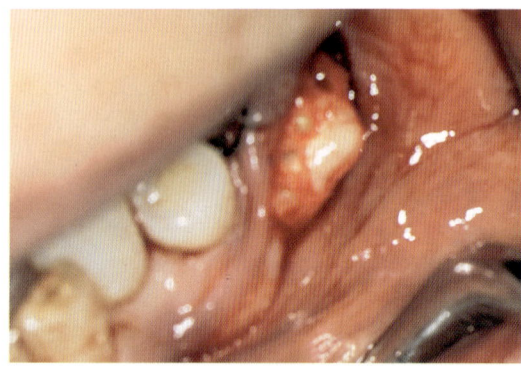

6 骨瘤を露出させる

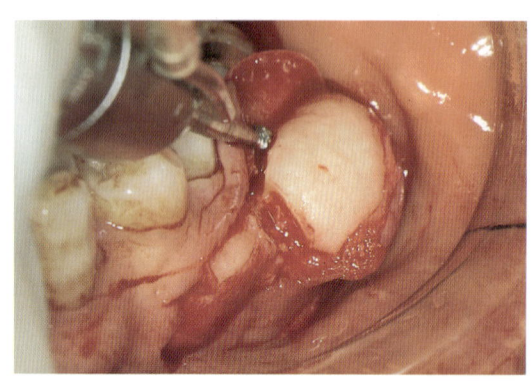

7 骨瘤頂部に，ラウンドバーを用いて誘導孔を作成する．粘膜骨膜弁を十分に圧排して，バーで損傷させたり，巻き込まないようにする

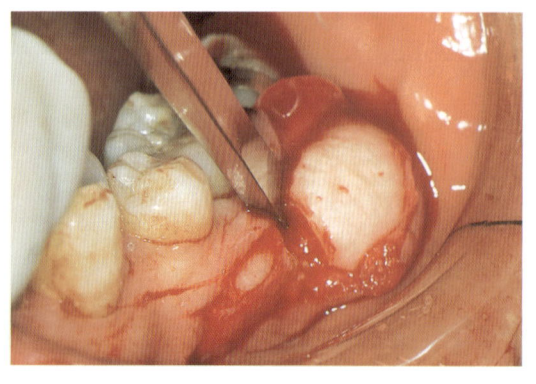

8 骨瘤の中位程度を目安に，フィッシャーバーで誘導孔を連続させた後，骨ノミを用いて叩打する．この際，骨ノミの刃は切除側に向ける

外骨症に対する処置　多発性外骨症

9 骨ノミで除去できない場合には，破骨鉗子で骨瘤を除去する．基底部の溝が十分でないと，骨瘤の一部が残ることがある

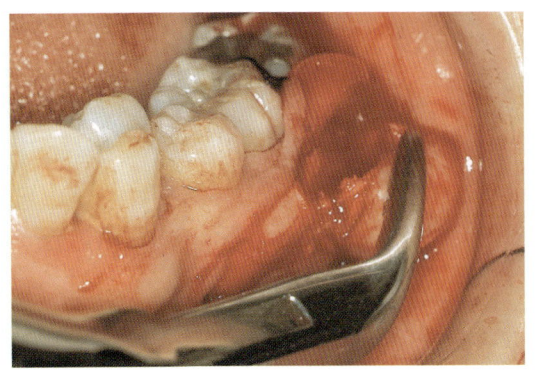

10 骨瘤を除去した後，骨粗造面を骨バーにて平滑にする．この際，骨バーが歯肉弁を巻き込まないように注意する

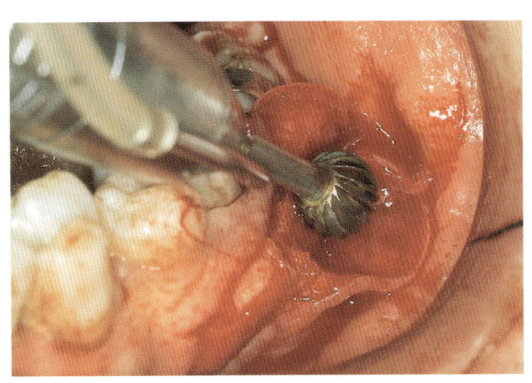

11 骨瘤が十分削去されていない場合があるので，粘膜を骨面に戻した上から触れてみて鋭縁が触知されるようであれば，再度同部に骨ヤスリをかけるとよい．創部を洗浄した後，縫合操作へと移る

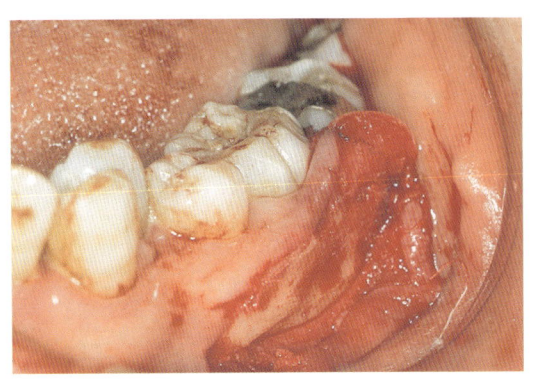

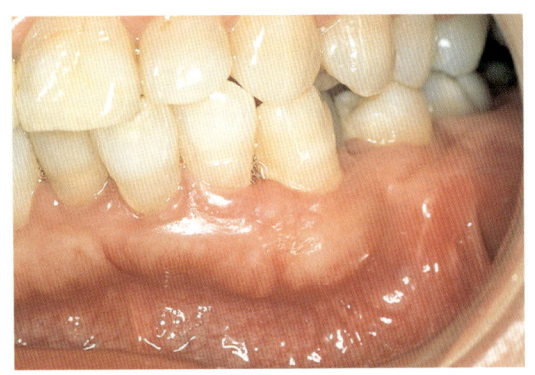

12 術後1カ月の口腔内所見

小手術の実際

小帯ならびに粘膜付着異常に対する処置
上唇小帯付着異常

疾患の特徴

　歯科口腔外科の軟組織手術のなかでも，小帯付着異常に対する形成手術は日常的なものの一つである．
　口腔内には上唇小帯，頰小帯，舌小帯が存在する．これらの小帯の異常は主に位置，数，形態の異常に大別することができ，なかでも小帯の短縮，肥大などの異常の頻度が高い．これらの原因としては，先天的な異常のほかに炎症や外傷，手術によって生じた瘢痕性のものがあげられる．臨床症状としては，哺乳障害，構音障害，歯列不正などのほかに，食物停滞や食物圧入による不快症状，あるいは義歯の維持安定を妨げるなど，さまざまなものをあげることができる．
　日常の臨床では，幼児や若年者における上唇小帯付着異常，舌小帯強直症，あるいは成人における頰粘膜付着異常などに遭遇する機会が多く，従来からこれらの疾患について記述した多くの成書がある．

・成　因

　胎生初期には上唇小帯は切歯乳頭と連結しているが，その後歯槽堤の発育に伴い徐々に両者の間隔は離れていく．しかし通常は出生時においても両者の関係は完全に断たれていることはなく，出生後の歯槽骨の成長発育，乳切歯の萌出とともに小帯は退縮過程をとる．
　このような過程をとり，多くの場合は中切歯の萌出後に小帯は歯槽部の低位に付着するようになる．このような点から，特別な障害がないかぎりは経過観察するのが適切であり，症状の安定する10〜12歳前後の状態を観察して，手術の適否を考慮すべきである（図1）．小帯の退縮が十分に行われない場合には，将来にわたって上唇小帯が中切歯間，歯間乳頭部に残存してしまうため，歯間離開など種々の障害を引き起こすことになる．

図1　1|1が歯間離開し，上唇小帯が高位に付着しているが，混合歯列なので10〜12歳くらいまで経過をみる

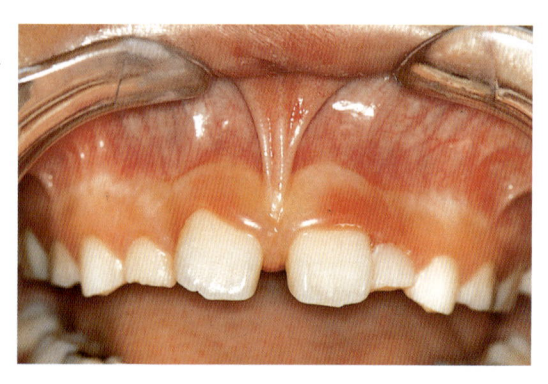

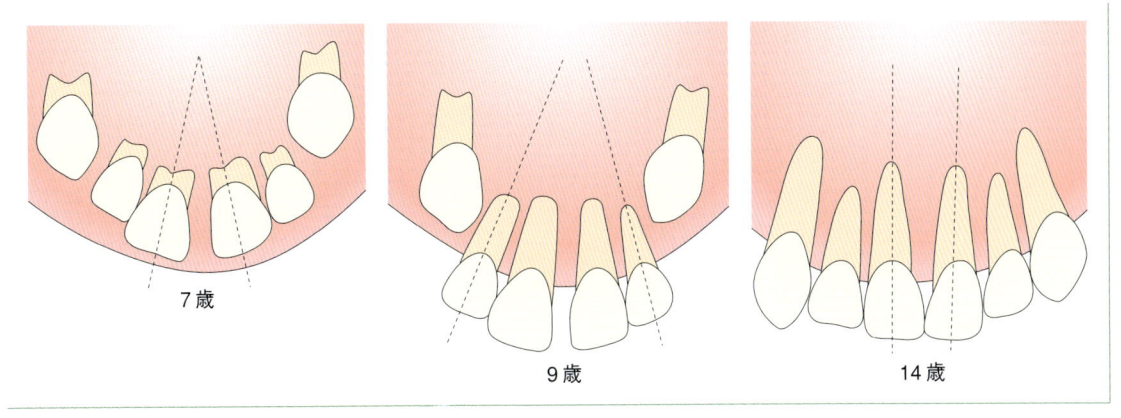

図2 ugly duckling stage（みにくいアヒルの子の時代）

・症状・障害

小帯の異常の程度は，
① 歯槽頂を越えて切歯乳頭部にまで達し正中離開を伴った高度なもの，
② 正中離開とともに歯間乳頭部に達しているもの，
③ 付着歯肉部に付着しているもの，
まで段階的である．

上唇小帯付着異常によって生じる障害は軽度のものが多いが，これらをあげてみると，
① 上唇の運動や審美性の障害，
② 正中離開や中切歯の位置異常，
③ 食物の停滞による齲蝕の発生や歯冠周囲炎，
が指摘されている．

これらの症状による障害の程度は，小帯の付着位置に関連することが多い．

治療計画

上唇小帯切除術の適応と時期については，さまざまな考え方がある．上唇小帯が著しく肥厚した醜形を有する症例などを除いて，一般には9歳以下の小児においては小帯切除術を行わずに，12歳頃まで観察を行い，その後に手術の適応を決めるべきだとする意見が多い．これは，混合歯列期における ugly duckling stage，すなわち犬歯が側切歯根尖近くにあるため生じている正中離開の時期を経過し上顎6前歯が萌出を終える頃には，多くの症例で正中離開は自然に閉鎖するといわれているからである（図2）．その時期を経過してなお正中離開が認められる場合，はじめて上唇小帯切除術を考慮することが望ましい．しかし，正中離開がなくても口腔衛生上支障を生じたり，義歯の安定を妨げるような小帯の位置異常が著しい症例では，手術の適応となる．

小帯の付着位置と肥大の程度によって種々の手術法が報告されているが，通常は，
① 小帯中央部を単に切開する小帯切除術 frenotomy
② 小帯の大部分をクサビ状に切除し切除縁を縫合する小帯切除術 frenectomy
③ Z形成術による三角弁移動術
④ VY形成術により異常小帯を伸展する小帯形成術（伸展術）
がある．これらの術式は小帯基底部の状態によって選択される．

■ 小手術の実際

図3 小帯基底部（上唇側）の幅が狭い場合の術式

a（一般的な場合）

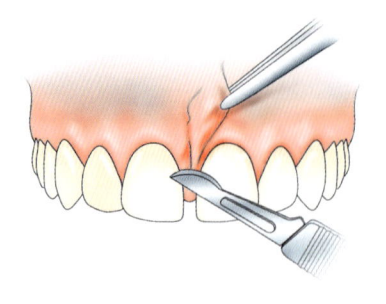

小帯を鑷子あるいはモスキート鉗子などで把持して上方緊張させる．メスは切離というより当てるという使い方で小帯を切除する

b（付着が高位な場合）

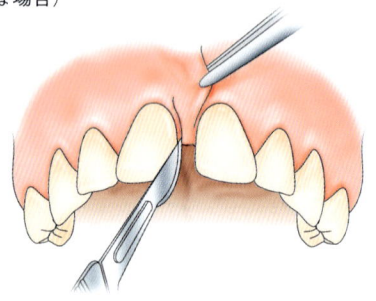

歯間離開がある場合は，歯間隙から切歯乳頭付近まで切除する

術　式　① 上唇小帯切除術 ─小帯基底部（上唇側）の幅が狭い場合

　小帯の基底部を鑷子でつまんだ際に，上唇の前方突出が少なく著しい変形をきたすことがない場合に適応となる．

　多くの場合は，この術式で処置が可能である．

1）局所麻酔

　浸潤麻酔は歯肉部および上唇粘膜部に行うが，麻酔薬を過量に用いると軟組織の膨隆（液の貯留）により変形を招くため，必要最小限度に抑える必要がある．

2）切開線の設定

　まず，手指で上唇を上方へ牽引し，切除する小帯をモスキート鉗子で挟んだ後に，鉗子を上方に引っ張りながら，メスを用いて歯槽面に沿って小帯の歯肉付着部を切離する（図3a）．

　その際，歯間離開がある場合には歯間隙から切歯乳頭付近まで切除し，骨膜を剝離して骨面を露出させる（図3b）．

　次に，モスキート鉗子で挟んだ部より下面を遊離させた後に，鉗子を下方に牽引し，緊

c

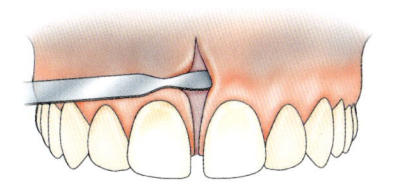

創部は菱形の粘膜欠損となる．ここで口唇粘膜が縫縮できるように粘膜欠損辺縁部の粘膜下組織を鈍的に減張切開する

d

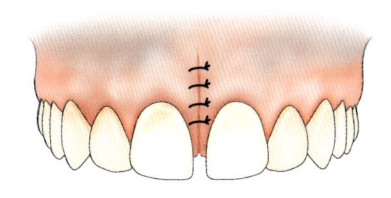

菱形の中央部より縫合を行う．そうすることで，ほぼ一直線の閉鎖創となる

張させながら，鉗子上面に沿ってメスを入れる．

この切開によって，鉗子と一緒に余剰な軟組織は除去され菱形の粘膜欠損が生じる．

3）減張切開

ここで口唇粘膜が縫縮できるように粘膜欠損辺縁部の粘膜下組織を鈍的に減張切開する（図3c）．

4）縫合

縫合は菱形の中央部から行い，ほぼ一直線の閉鎖創とする（図3d）．歯間離開があり歯間乳頭部まで切除した症例では，付着歯肉部や歯間部は無理に縫縮せず開放創のままとする．

必要があれば，軟膏あるいはサージカルパックを用い創面の保護を3〜4日間行う．

5）術後処置と注意事項

術後処置は，抜歯など他の観血的外科処置と同様に，頻回な含嗽は避けるようにする．抜糸は7日前後に行う．サージカルパックは3〜4日後に除去する．

術後の投薬としては，消炎鎮痛薬，抗菌薬を投与する．

図4 小帯の基底部が極端に広い場合の術式

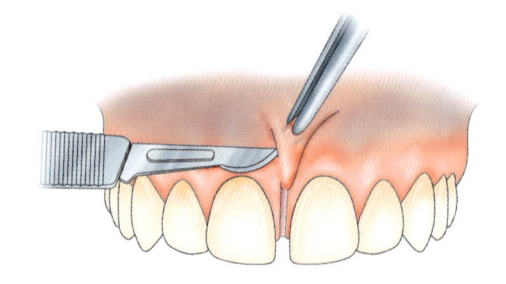

a

歯間乳頭部から切歯乳頭部に至る小帯を切除する．次に，可動部と小帯の基底部に沿ってV字状の切開を入れる

b

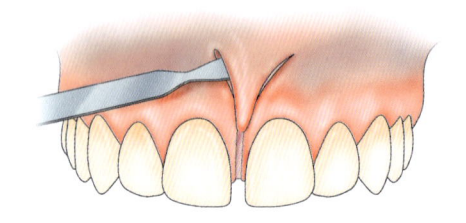

切開部骨膜下に骨膜剥離子を挿入し，骨面より剥離しV字の皮弁を上方に移動させるため，周囲の粘膜を鈍的に剥離する

術 式 ② 上唇小帯形成術（上唇小帯伸展術：VY法，Z形成法）―上唇小帯の基底部が極端に広い場合

小帯の基底部が極端に広いときは，そのまま縫合閉鎖すると，上唇の可動域が制限されることがある．このような場合に本法を用いる．

1）局所麻酔

浸潤麻酔は，歯肉部および上唇粘膜部に行う．

麻酔薬を過量に用いると軟組織の膨隆（液の貯留）により変形を招くため，必要最小限度に抑える必要がある．

2）切開線の設定

この場合，多くは歯間離開を伴っており，前法と同様まず歯間乳頭部から切歯乳頭部に至る小帯を切除する．次に，切除部上方の肥大した小帯は，可動部と固定部の境界に沿ってV字の切開を入れ，これを骨膜剥離子で骨面より剥離しV字皮弁とする（図4a）．

3）減張切開

このV字の皮弁を上方に移動させるために周囲の粘膜を鈍的に剥離する（図4b）．

c

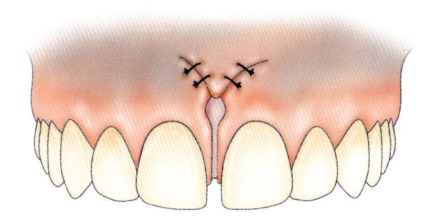

V字皮弁はできるだけ上方の位置で縫合・固定する

d

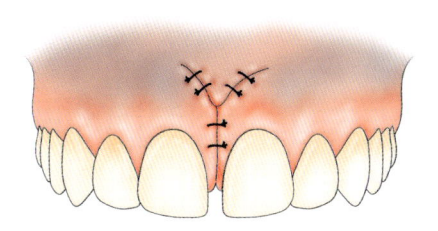

V字皮弁の下部の粘膜は縫合閉鎖する．これにより，縫合部はY字状になる

4）縫合

V字皮弁はできるだけ上方，すなわち歯肉唇移行部の位置で縫合固定し，その下部の粘膜は縫縮できるところは縫合閉鎖する（図4c）．これにより縫合部はY字状をなす（図4d）．

縫縮できなかった創部は軟膏あるいはパックを用いて保護を行う．

5）術後処置と注意事項

上唇小帯の基底部が極端に広い場合においても，術後処置は同様に行う．

偶 発 症

切離・移動した小帯を正中がずれた状態で縫合すると，著しく審美的な障害となるため注意が必要である．また，小帯が歯槽頂付近にまで及ぶような高位に付着した正中離開症例などでは，小帯を切離・移動しないと歯間離開の改善にはならないことが多い．

上唇小帯形成

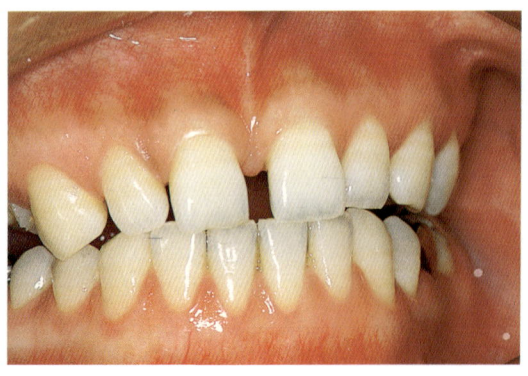

1 上唇小帯が高位に付着し，過度の発達を示している．Ｘ線学的に過剰埋伏歯等の存在を認めず，1|1 離開の原因をつくっている

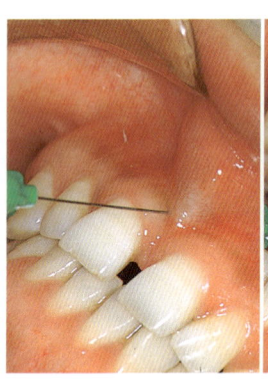

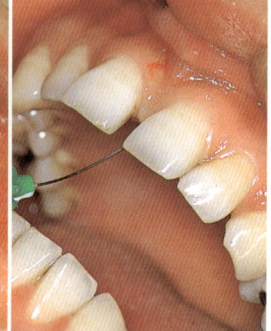

2 浸潤麻酔は小帯だけではなく，骨膜下まで十分に行う．小帯は口蓋側にも伸びており同部も切除するため，その部にも浸潤麻酔を行う

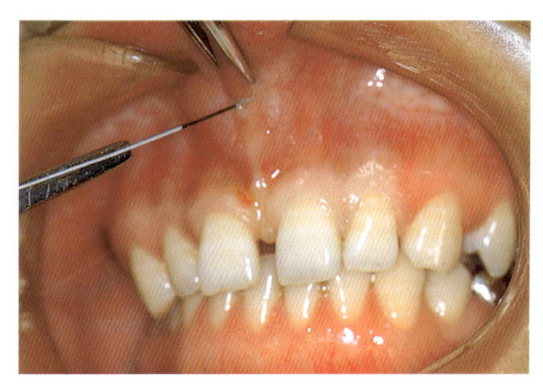

3 小帯を前上方に牽引，緊張させ，その基底部にメス（No.15）を当てる

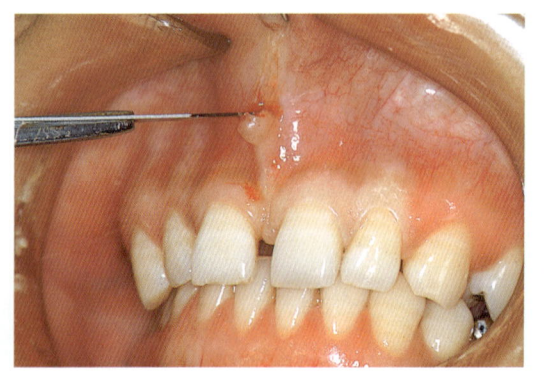

4 牽引，緊張させた小帯粘膜にメスを当てるだけで，皮が剥けるように創部は広がっていくはずである

5 切除を進め創部が広がった状態

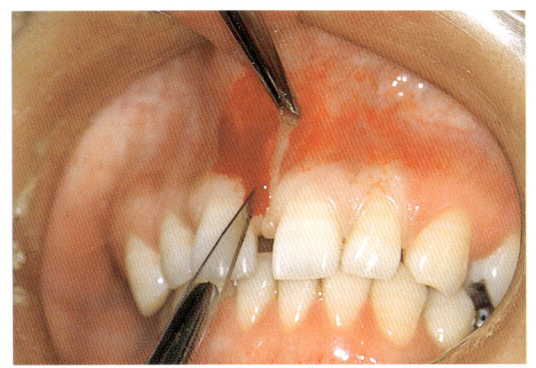

6 次に，1│1 歯間隙を切除する．そして口蓋側にもメスを入れる．同部の切除には，No.11 のメスが便利である

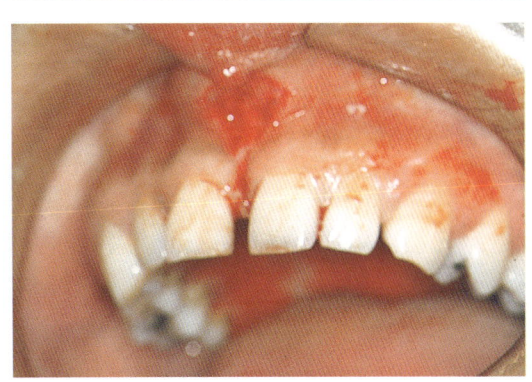

7 小帯が切除されると，創部は，菱形の欠損となる

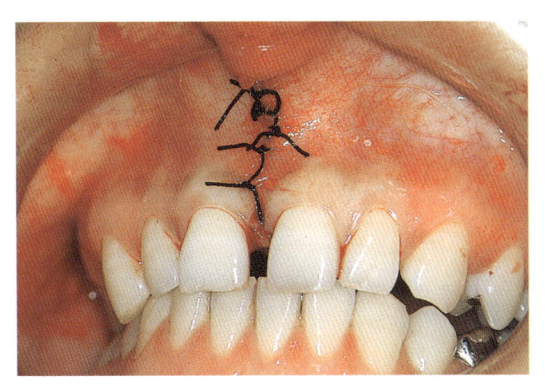

8 切除された上唇小帯辺縁の粘膜下組織を減張切開することによって無理なく縫合された

小手術の実際

小帯ならびに粘膜付着異常に対する処置
舌小帯付着異常

疾患の特徴

　舌小帯付着異常は舌強直症，舌癒着症，ankyloglossia，舌拘着症など，さまざまな名称で呼ばれている．また，癒着の程度と範囲によって完全舌癒着症と部分的舌癒着症に分類される．

　日常臨床においてよく目にするのは小帯部の異常を主体とした部分的舌癒着症が圧倒的に多く，舌小帯が口底に癒着するような完全舌癒着症はそれほど多くない．

　本症は癒着が強ければ舌尖の運動が制限され，舌の挙上により舌尖が引っ張られてクサビ状を呈したり，舌の前方突出時に舌尖部がハート型を呈する（図1）．この運動制限は乳幼児期では哺乳や発音などの発育にも関連する．さらには咀嚼や嚥下にも影響することがある．しかしその異常が軽度であれば哺乳も問題がなく，発音についても単に幼児語が残っていると考えて母親でさえも気づかないことも多い．

　術式については軽度なものであればメスや剪刀で小帯を切離するだけで済むが，付着が強度になるとその周囲にはワルトン管や舌下小丘が存在するため困難な印象を受けがちである．しかし実際にはこれらの組織は小帯から距離があるため，周囲の解剖学的位置関係を把握しておけば直接侵襲を加えることはほとんどない手術である．

・成　因

　舌小帯の付着異常は舌と小帯の発生過程における発達のズレにより生じるとされ，遺伝的要素が強いといわれる．

　新生児の舌小帯は成人よりも短く，舌尖部付近に付着している．成長発育に伴い舌尖部から徐々に退縮し，細く長くなっていく．しかしこれが障害されると舌と口底に癒着をきたす．この場合は舌の運動が著しく制限され，種々の障害がみられる．

図1　舌小帯付着異常の典型例
　左：舌が口蓋に付かない．強直のため舌が伸展しない
　右：舌を前方へ突出させると，舌尖部がハート形に陥凹する

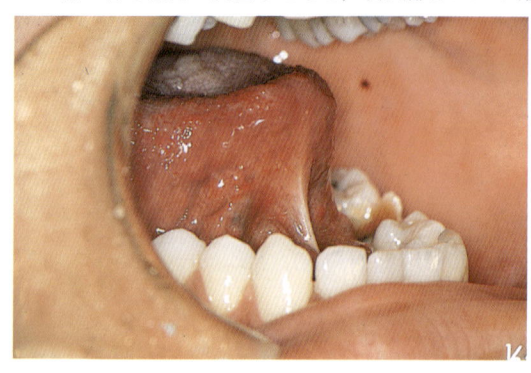

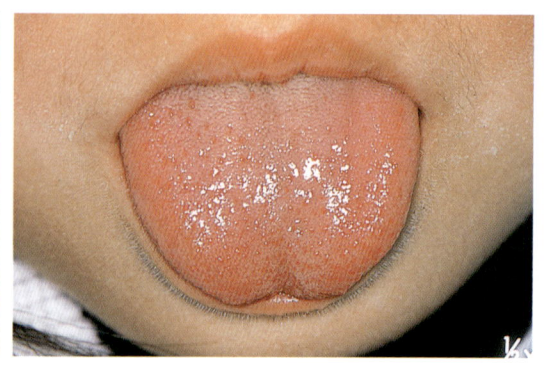

図2　舌小帯付近の解剖図

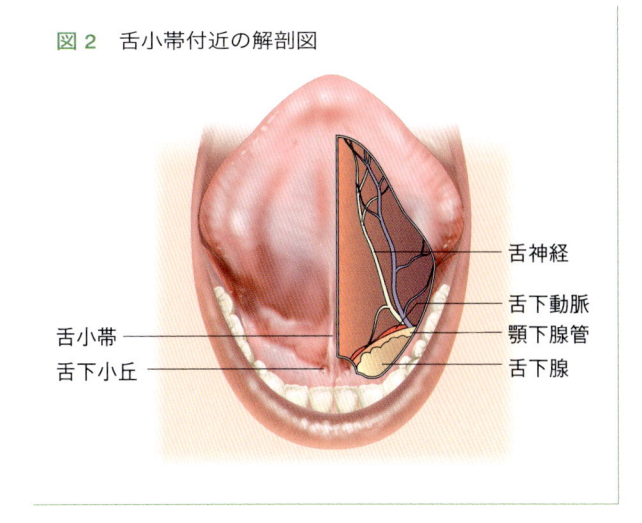

- 障　害
  ① 哺乳障害
  　新生児期，乳児期に舌運動の障害があると，哺乳がうまくいかないため成長発育に障害をきたすおそれがある．
  ② 構音障害
  　舌の挙上ができないと上顎切歯部まで届かなかったり，下顎切歯より前方に挺出できないため構音障害が生じる．特に「ラ行」，「タ行」，「サ行」に障害が現れる．幼児期の構音機能獲得時期にこのような器質的障害があると，構音障害を後遺させることも少なくない．
  ③ 低位舌
  　舌尖の運動が制限されると舌が常に口内の低い位置にある低位舌と呼ばれる状態になる．低位舌は下顎前突の増悪因子にもなりうる．
  ④ 心理的障害
  　構音障害による劣等感は種々の心理的障害の引き金になりかねない．
  ⑤ 義歯装着時の障害
  　発音や運動制限はなくても義歯装着の際の維持安定に支障をきたすことがある．本症に義歯により慢性的な刺激が加わったことにより，口底部に悪性腫瘍が継発した症例がある．

治療計画

　舌小帯形成手術を行う時期については，早期に行うべきであるとする意見と，治療に協力できる3〜5歳に行うとする意見に議論が分かれている．
　まず付着異常の程度を見極める必要がある．舌尖を口蓋に付けることができたり，舌を突出したときに舌尖がハート状を呈さない程度であれば，手術の必要はない．この状態で舌尖の動きが悪い場合は機能性構音障害の可能性があるので言語外来の受診を勧める．
　哺乳障害に小帯の付着異常が影響しているのはごく一部である．よって手術は，舌小帯が極端に短いために哺乳が困難で，成長や発育に大きな問題が生じる場合のみと考える．基本的には治療に協力が得られる状態であれば早期であっても手術を行ってよいと思われるが，哺乳困難は小帯の異常だけではないので，小児科や小児外科への受診も念頭におき診断すべきである．
　また，発音についても，舌の先の動きが悪い機能性構音障害の場合は特殊な言語外来の受診を勧める．
　手術を行う際，舌下および口底の解剖を熟知すべきである（図2）．

舌小帯形成

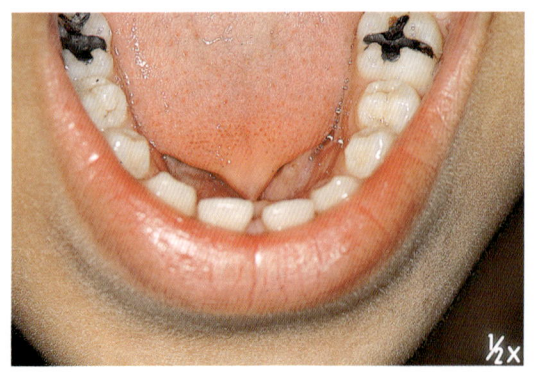

1 術前．舌下面（ $\overline{1|1}$ 間舌側歯肉）との癒着が認められる

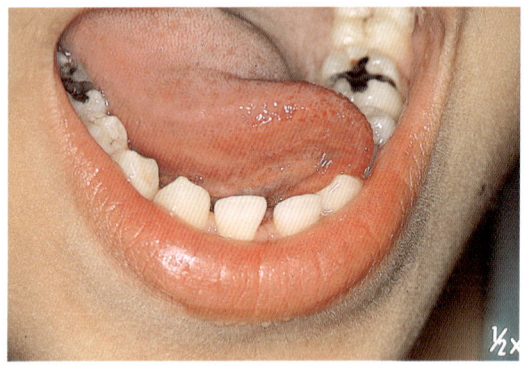

2 小帯の付着が著しいため，前方あるいは左右への伸展が困難である

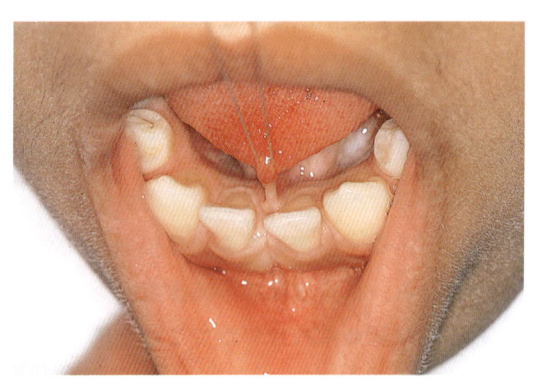

3 舌尖部に絹糸を通し，舌を上方に牽引する

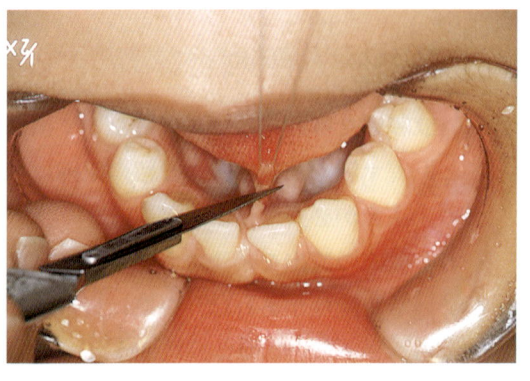

4 上方に牽引して癒着している部分をさらに緊張させ，No.11 のメスを同部に当てればよい

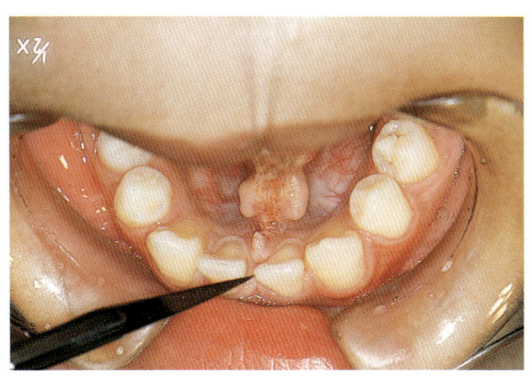

5 同時に $\overline{1|1}$ 間歯間離開の原因である小帯も切除する

6 舌尖部のハート型の陥凹が改善された．また，舌の伸展も可能になった

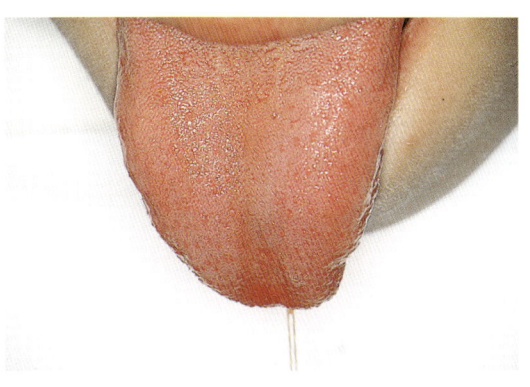

7 縫合にあたっては，導管開口部を縫合しないように注意する．糸の長さは5mmくらいがよい

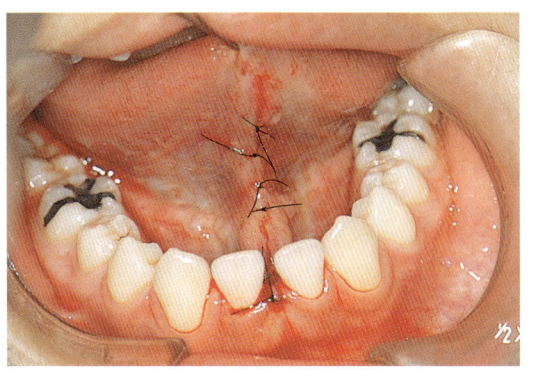

8 舌下面の縫合状態．縫合創は，減張切開を十分に行ったため無理なく縫合された

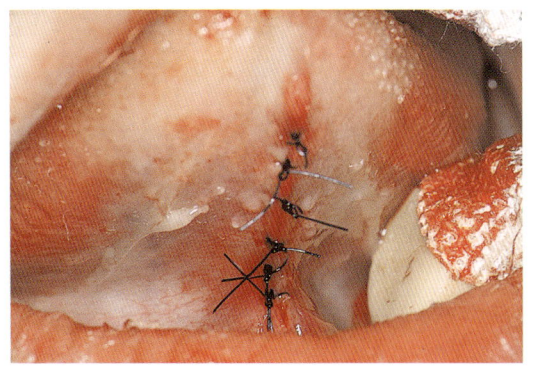

小手術の実際

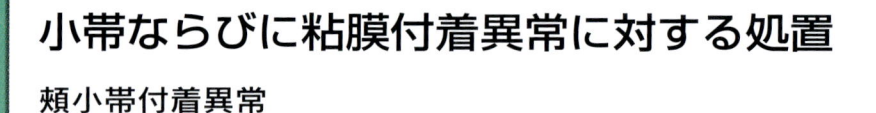

小帯ならびに粘膜付着異常に対する処置
頰小帯付着異常

疾患の特徴

　頰小帯付着異常に対する手術は，上唇小帯や舌小帯に比較しはるかに少ない．この理由は，頰小帯付着異常によって生じる直接的な臨床上の不快事項が目立たないためである．

　しかし，頰小帯の付着異常が存在することによって，二次的に障害を招くことがある．たとえば，頰小帯の存在が食物を停滞させ歯周病やインプラント周囲炎を継発させたり，また義歯の維持・安定を損ね，滑落の原因になることもある．

　以上の点から，補綴前処置あるいはインプラント手術の前処置として頰小帯の移動あるいは形成術が行われている．

治療計画

　高度の歯周病患者や外傷などによって抜歯された後の顎堤は，著しい吸収を起こしたり，時として顎堤粘膜が歯槽部に牽引され口腔前庭の狭小を招くことがある（図1）．これらの頰粘膜付着異常は，補綴的処置の障害になる．

　このような点から補綴的処置に際して少なからず外科的処置を必要とする場合がある．歯槽部の高位に付着していない場合は，74頁で述べた上唇小帯付着異常に準じた処置を行うことでその多くは解決するが，広範な頰粘膜付着異常の処置に対しては，遊離粘膜移植術を必要とする場合がある．若干，難易度の高い手術になるが，口腔前庭の拡張が確実という点でメリットが高い．通常の頰小帯形成術に関しては，すでに解説した上唇小帯，舌小帯に対する手術，あるいは図2の術式で対応できるはずである．

　上唇小帯，舌小帯の付着異常は日常臨床でしばしば遭遇する疾患であり，その処置は歯科小手術の基本の手術といってよく，施術する頻度も高い．一方，術後の瘢痕拘縮によって生じた頰粘膜の付着異常については，インプラント手術を行うための術前処置や補綴前処置として重要な役割をはたす可能性が高い．

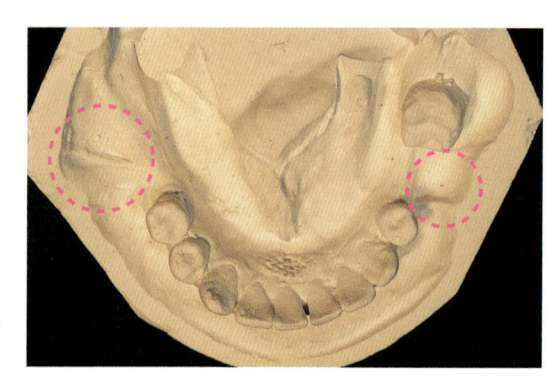

図1　両側に粘膜付着異常が認められる．右側は歯槽頂部に付着している

術 式

　無歯顎症例など，歯槽頂近くに付着した頰小帯は義歯の安定を妨げるほか，褥瘡性潰瘍を形成する可能性があり，切除が必要である．また無歯顎症例でない場合においても，歯ブラシにより傷つけたり，口腔清掃の妨げになるような症例では切除が望ましい．

1）局所麻酔
　通法に従い局所麻酔を施す．

2）切離
　頰小帯を鑷子でつまみ，歯槽部側の付着部に沿って NO. 11 あるいは NO. 15 のメスで近心側に切開を加える．同様に遠心側に頰小帯に沿って切開を加える．
　鑷子を用いて頰小帯を挙上しながら骨膜上で切開を行う．これにより緊張がとれた頰粘膜を上方に移動できることを確認し，粘膜弁を形成する．
　十分に剝離した頰小帯を含む粘膜弁をメスあるいは歯肉剪刃で切離する．

3）減張切開
　上唇小帯と同様に，切除した頰粘膜弁が菱形の創になることを確認し，必要に応じて減張切開を行い縫合する．

4）縫合
　縫合が一直線となるか，十分な縫縮が得られないときには，無理をせず開放創のままとする．
　また骨の露出を認める場合などは，必要に応じて軟膏ガーゼあるいはサージカルパックを用いて創面の保護を行い，3～4日後に除去する．

5）術後処置と注意事項
　術後処置については，通常の抜歯などの観血的処置と同様に抗菌薬を投与する．
　翌日の止血が確認できたら，含嗽薬を投与し，創部の清潔を保つように指示する．サージカルパックは 3～4 日後に除去し，抜糸は 7 日前後に行う．

偶 発 症

　切開部は一時的に瘢痕が残る可能性があることを，術前に説明しておく．
　下顎では，頰小帯がオトガイ孔付近に近接している場合，オトガイ神経領域の知覚異常を引き起こす可能性を考慮し，麻酔の刺入点に注意する．
　また，歯肉の切開・剝離においても，この点を十分に考慮する．

■ 小手術の実際

図 2　頬小帯形成術の術式

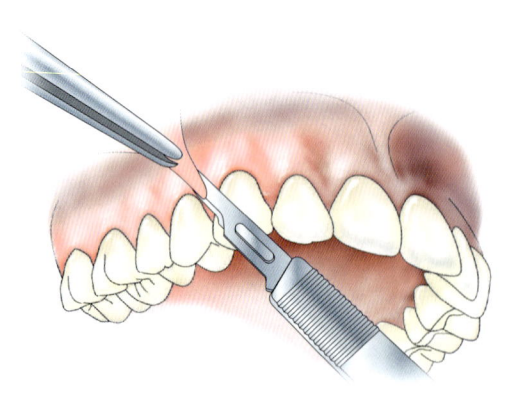

① 小帯をピンセットでつまみ，まず近心側を切開

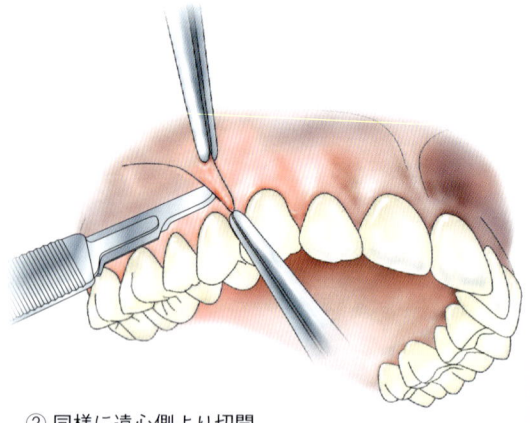

② 同様に遠心側より切開

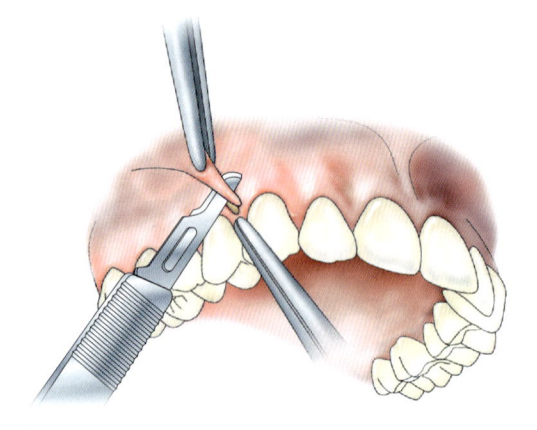

③ 下部が遊離した小帯をつまみ，メスで上部に向けて切離していく

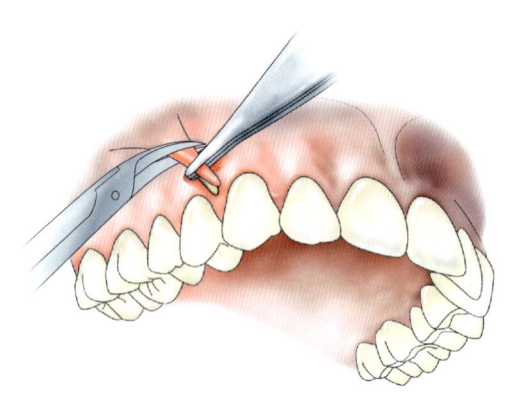

④ 切離が十分進んだら，最後にハサミで切断

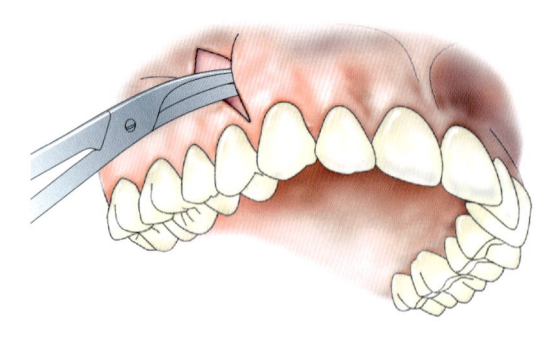

⑤ 上唇小帯のときと同じように，菱形の創に対し，減張切開を行う

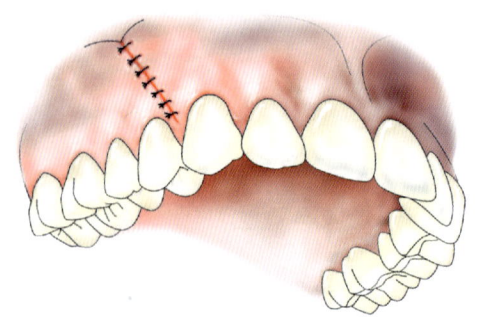

⑥ 縫合は一直線となる

頰小帯形成

1 両側犬歯―第一小臼歯間に頰小帯の高位の付着がみられる

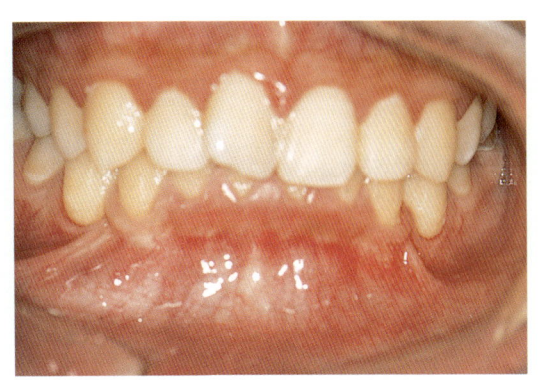

2 局所麻酔の奏効を確認後, No.15 のメスを用いて小帯を切離した

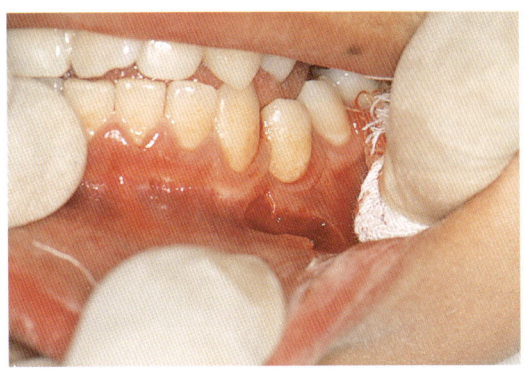

3 切離した断端を, 5-0 ナイロン糸で緊密に縫合した

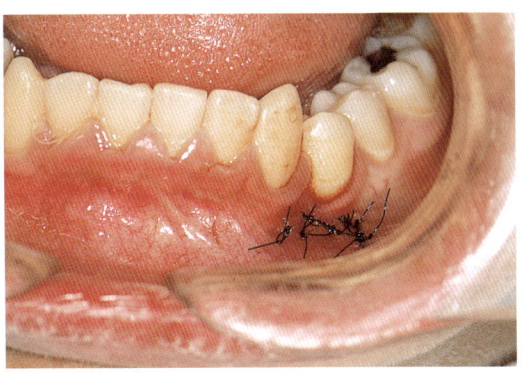

小手術の実際

歯槽堤に対する処置

疾患の特徴

　補綴あるいはインプラント治療を行ううえで，その前処置として口腔外科的処置が必要とされる機会は少なくない．たとえば，欠損した歯の審美的回復を行うため，周囲組織の瘢痕収縮や小帯の異常付着，あるいは粘膜異常があった場合には，これらを理想的な形態に回復する必要がある．
　特に歯槽堤粘膜が異常形態を示す場合，義歯の安定が得られないなど，義歯の装着に著しい支障をきたす．歯槽堤の処置については，基本的には歯槽堤に対する処置と歯槽堤周囲の軟組織に対する処置に分けられる．歯槽堤に対する処置としては，歯槽骨整形術，歯槽堤形成（口腔前庭拡張）術，隆起形成術などがあり，軟組織に対する処置については，小帯形成術，浮動歯肉切除術，遊離粘膜移植術（口腔前庭拡張術）などがある．
　これらの処置を行うことによって，技工操作では補うことのできない，よりよい補綴物の作製が可能になるので，臨床上有益な手術といえる．

治療計画

　歯槽骨に潜在する慢性炎症が原因で吸収不全を起こし，骨の鋭縁が残存することがある．この状態では，義歯装着後に痛みが生じたり，義歯の安定が図れないことがある．この場合には歯槽骨整形術が適応となる．
　下顎隆起や口蓋隆起は，義歯の着脱の際の痛みの原因になったり，義歯の不安定の原因になる．また，隆起部は粘膜が薄いため，義歯装着時の痛みの原因にもなる．この場合には，骨隆起の形成術が行われる（「外骨症の処置」56 頁～参照）．
　逆に，歯槽堤が過度の吸収を示す場合も義歯が不安定になる．この場合は歯槽堤形成術の適応になる．歯槽堤周囲軟組織を切除させることにより相対的に高径を増加させる方法，歯槽堤自体を骨切りによって増加させる方法，ハイドロキシアパタイトなどの骨補塡材を用いて歯槽堤の高さを増加させる方法などがある．
　不安定な義歯を長期間使用することによって，フラビーガムや義歯性線維腫を形成することがある（図1）．この場合には，床外形や咬合を修正したうえで粘膜調整を行い，新義歯を作製するのが一般的であるが，歯槽堤が高度に吸収し，浮動部が広範囲に及ぶ場合には切除術を行うことで義歯の安定を図る．

図1　フラビーガムの典型例（左），義歯性線維腫の典型例（右）

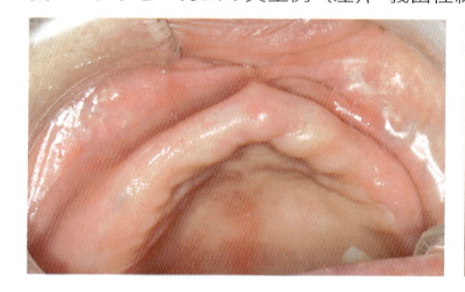

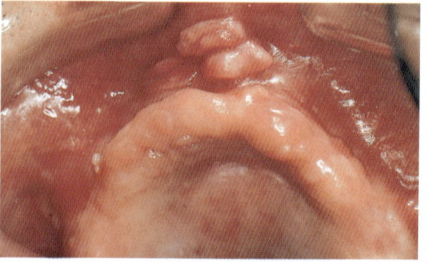

術　式　① 歯槽骨整形術

1）局所麻酔

　通法に従い浸潤麻酔を行う．

2）切開，剝離

　抜歯と同時に行う場合には，まず通法に従い抜歯を行う．

　切開は歯槽頂に横切開を加え，さらに縦切開を行う．続いて，骨膜起子を用いて歯肉骨膜を剝離して骨を露出させる．

3）骨削除

　骨の鋭縁をバー，骨ノミ，マレット，破骨鉗子などを用いて削除する．過度の削除は歯槽堤の高径を減じてしまうため，必要最小限にとどめるように留意する．また，歯肉骨膜弁を復位させて適切に削除されているかを確認する．

　もし，鋭縁があれば，骨ヤスリで削去しながら，さらに適切に削除されているかどうかを確認する．

4）縫合

　骨の削除によって生じた歯肉余剰部を切除して縫合を行う．この際，横切開と斜切開の移行部から縫合すると，粘膜骨膜弁を適切に復位しやすい．

5）術後処置と注意事項

　無歯顎の場合，術後義歯を装着してもらうが，縫合した創が哆開しないように義歯にティッシュコンディショニングを行うなどして創部の保護に努める．また余計な咬合圧が加わらないように，食事時以外は義歯を外してもらい，創部を清潔に保つ．

　下顎では，オトガイ孔付近の処置を行う場合は，局所麻酔の刺入や切開によりオトガイ神経を損傷しないよう，必要に応じてオトガイ孔をしっかり明示しながら処置を進める．

術　式　② 歯槽堤形成術

1）局所麻酔

　通法に従い浸潤麻酔を行う．

2）切開，剝離

　Wassmund法，Obwegesser法，Kazanjian法，DalPont法などがあるが，歯肉粘膜を剝離して行うWassmund法が最もよく行われる．

　切開は歯槽頂に横切開を加え，さらに切開の両端に斜切開を行う．続いて，骨膜起子を用いて骨膜を一層残して歯肉粘膜のみを剝離して，歯肉粘膜弁を形成する．

3）縫合

　剝離した最下部において，歯肉粘膜弁を骨膜に縫合する．

4）術後処置と注意事項

　下顎の場合，歯槽骨形成術と同様に，オトガイ孔，オトガイ神経には十分配慮して処置を行う．無歯顎症例においては，術後に，形成した粘膜骨膜弁の後戻りを防ぐため，使用していた義歯をシーネ代わりに使い創部の定着を図る．

■ 小手術の実際

図 2　歯槽骨整形術

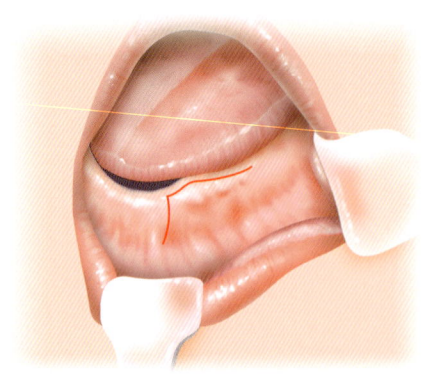

a　歯槽頂に横切開を加え，歯肉骨膜弁が扇状になるよう縦切開を追加する

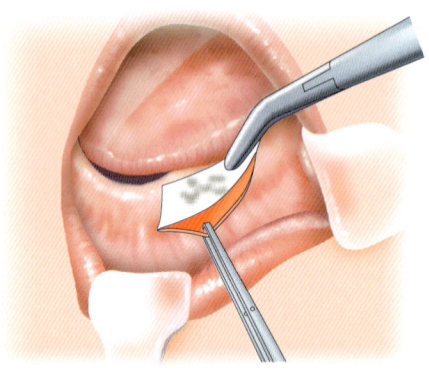

b　骨膜起子を用いて歯肉骨膜を剝離する．歯肉骨膜弁をピンセットで下方に翻転させ骨を露出させる．鋭縁を破骨鉗子を用いて除去する

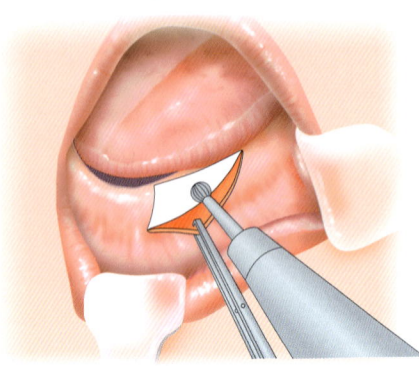

c　さらに骨バーを用いて骨面を平滑にする

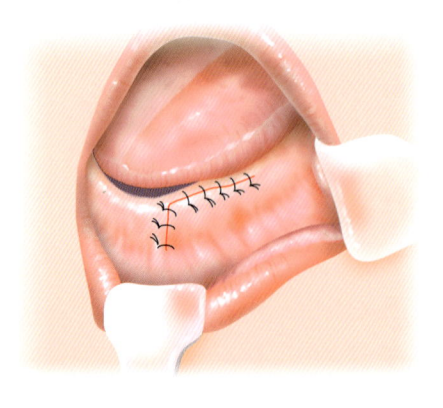

d　余剰粘膜をトリミングし，縫合を行う

図 3 歯槽堤形成術

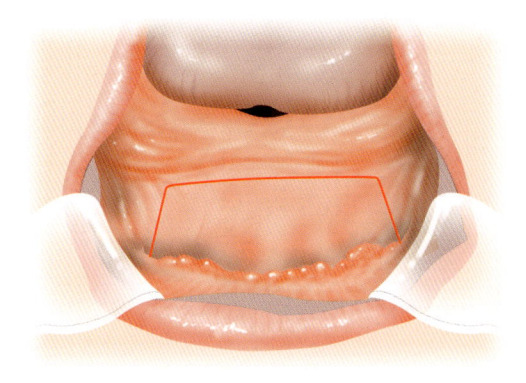

a 歯槽頂に横切開を施し，切開の両端部に若干斜めになるよう縦に切開を加える

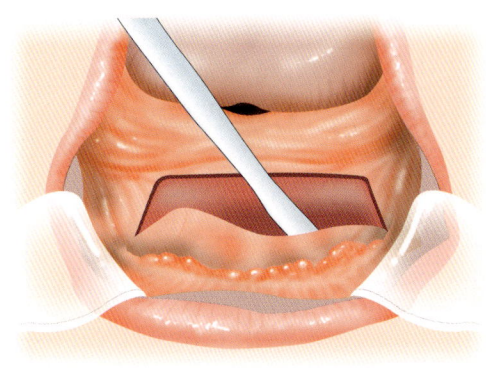

b 骨膜起子を用いて，骨膜を残し歯肉粘膜のみを剝離しながら下方に押し下げる

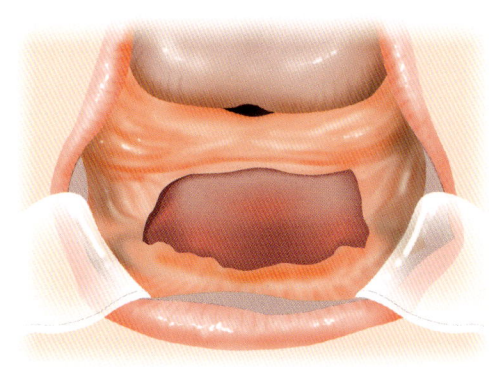

c 広い範囲で粘膜が欠損し骨膜面が露出する

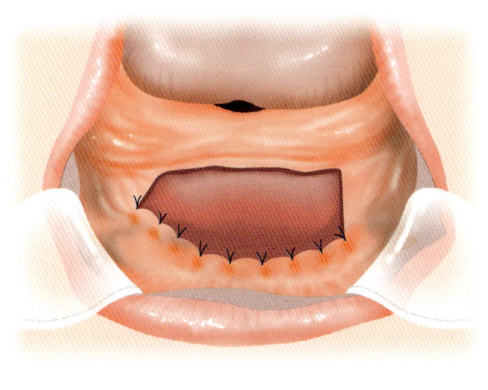

d 剝離した最下部の歯肉粘膜弁辺縁を隊列状に骨膜に縫合する

術式 ③ 浮動歯肉切除術

1）局所麻酔
通法に従い浸潤麻酔を行う．

2）切除
浮動粘膜の基底部に沿って切開し，増殖した組織を除去する．

このとき，骨に対するメスの角度はやや斜めにして，組織がクサビ状に切除されるようにする．

3）縫合
切除した創縁が接触しない場合には，創面の瘢痕治癒を図るか，創縁周囲粘膜を切離して縫合する．

4）術後処置と注意事項
剥離切除した部位は歯槽骨がナイフエッジのように尖っているため，必要に応じて破骨鉗子やラウンドバーなどで整形する．

術式 ④ 遊離口蓋粘膜移植術

1）局所麻酔
通法に従って浸潤麻酔を施す．

2）切開，剥離
歯肉頬粘膜移行部に水平切開を加える．粘膜剥離子を用いて，牽引されている頬粘膜の鈍的剥離を骨膜上で行うことで，緊張がとれた頬粘膜を下方に移動することが可能となる．こうしてできた骨膜露出部に粘膜を移植する．

3）粘膜移植
移植粘膜の採取部位を決定し浸潤麻酔を施す．粘膜移植は術後の収縮を考慮し，移植床よりもやや大きめに採取して移植する必要がある．移植粘膜は硬口蓋正中部あるいは上顎小臼歯部から前方の口蓋粘膜を用いるのが一般的である．この際，口蓋皺襞部を含まないように注意する．

採取にあたっては大口蓋動脈の走行に留意することが肝要である．特に後方部では大口蓋動脈が太いため，切断しないよう切開は浅めにする．また，移植粘膜はできるだけ薄いほうが生着が良好であるため，粘膜下のなるべく浅い位置にメスを用いて，分層として採取する．採取後の上皮欠損部は圧迫止血後，サージカルパックにて保護するが，動脈性の出血には結紮止血が必要である．

弯曲剪刀にて採取した粘膜の裏側は，生着を確実にするため可能な限り薄くし，辺縁を整形する．この操作は採取した粘膜を乾燥させないように，生食水で洗浄しながら行う．

4）縫合
整形した遊離粘膜を移植床に置き，等間隔に緊密に縫合していく．初めに四隅を縫合しておくと操作が容易である．

結紮後の糸はすべて切らずに長いまま残しておく．切らずに残した縫合糸は，数本ずつ束ねておく．

抗菌薬貼付軟膏ガーゼを折りたたみ，移植粘膜に置く．ガーゼの大きさは，移植粘膜全体を覆える適当な厚みがある程度にしておく．

束ねておいた縫合糸はおのおの対角線同士でガーゼを圧迫固定（タイオーバー）するように結ぶ．

5）術後処置と注意事項

抗菌薬の投与は通常の抜歯と同様であるが，創部の清潔を保つため，含嗽剤の投与も必要である．移植粘膜の生着の成否は局所安静にあるため，タイオーバー固定については患者の理解と協力を得なければならない．1週間〜10日経過後タイオーバーを除去し，移植粘膜の生着が得られたら抜糸を行う．周囲の一部に壊死を認めた場合は剪刀で切除する．粘膜採取部位については，約1週間後にパックを除去し，同部の二次的治癒を期待する．

偶発症

歯槽骨整形術，歯槽堤形成術，隆起形成術など硬組織の処置の場合，上顎では口蓋隆起切除後など，切除した部位に死腔が生じやすく，術後感染の可能性があるため，口蓋板を2〜4日ほど装着し，感染予防を行う．

下顎の場合は，オトガイ孔を麻酔時，あるいは切開時，剝離時などに損傷しないよう配慮する．

またラウンドバーなどで歯槽骨を整形する際，剝離した歯肉を巻き込むと，縫合が困難になることがある．口腔底を巻き込むと，唾液腺管や舌神経を損傷し，術後の唾液の貯留や舌神経麻痺を引き起こす．

歯槽堤形成術では，歯肉剝離後，骨膜を一緒に剝離してしまう可能性があり，骨面の露出をきたす．この場合，露出した骨の部位に疼痛を伴うため，軟膏ガーゼにて創部を被覆する．

■ 小手術の実際

フラビーガム切除

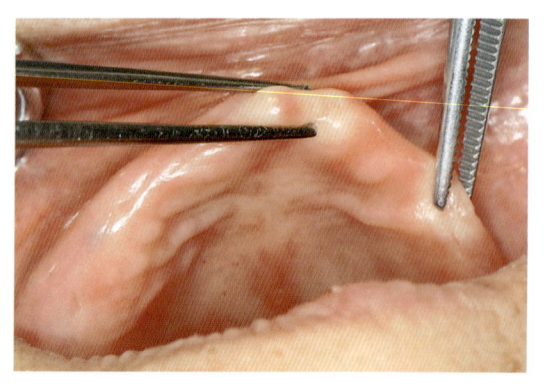

1　可動する粘膜を手指で触れたり，ピンセットでつまみながら過剰部位の切除範囲を決定する

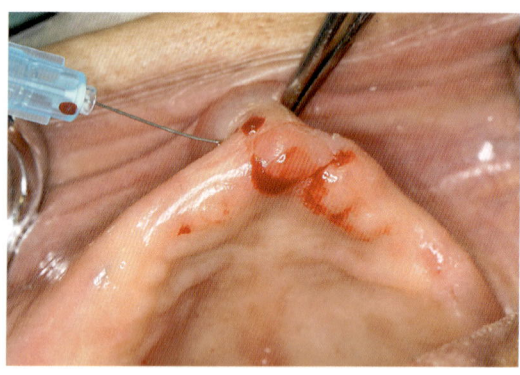

2　切除する浮動歯肉あるいは周囲粘膜に浸潤麻酔を行う

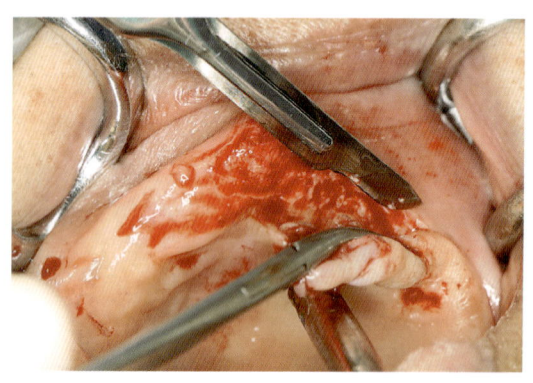

3　歯槽頂の浮動歯肉を切除する．切開部位をピンセットでつまみ，緊張させる．緊張が十分であれば切除しやすくなる．粘膜組織はややクサビ状に切除する

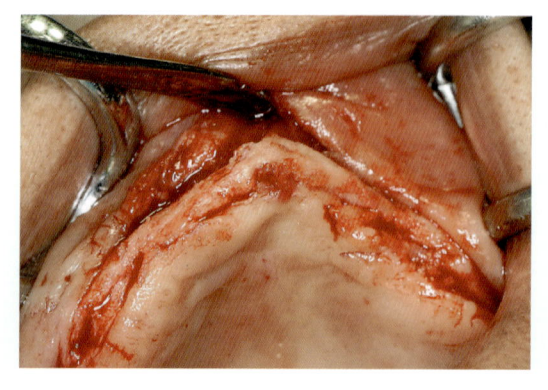

4　続いて切除した周囲の粘膜および粘膜下組織を剝離しながら，さらに前鼻棘を被覆している筋周囲粘膜を切離する

5 創を縫合閉鎖する．この段階で結果的に口腔前庭が浅くなったことがわかる．上唇小帯の位置が低位であったことも一因である

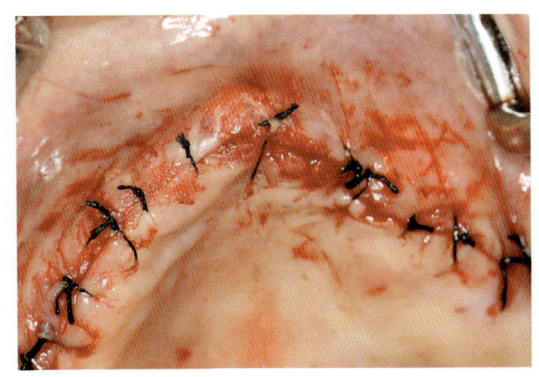

6 そのため，口腔前庭拡張術は行わなかったが，義歯の安定を得るため上唇小帯形成術を同時に行った

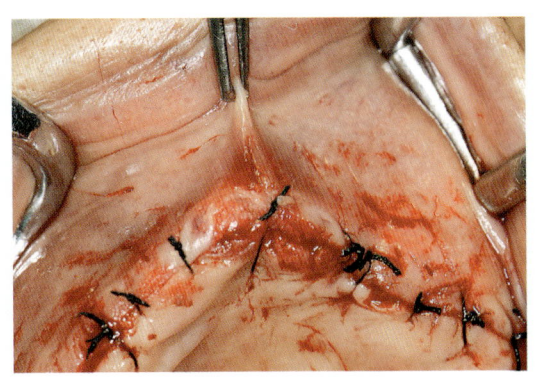

7 上唇小帯を切除し，剝離を進める（術式の詳細は74頁～）．その際，粘膜下組織を切離し，減張切開する

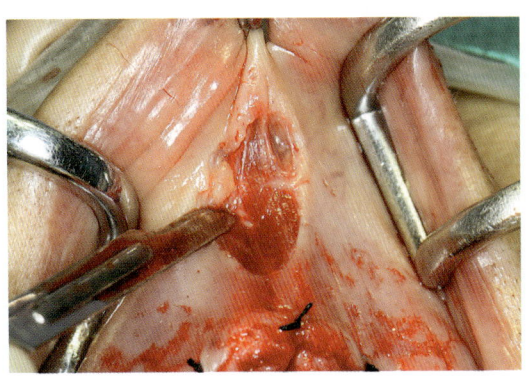

8 切除してできた菱形の創縁を縫合する．口腔前庭は十分広がり，深くなった

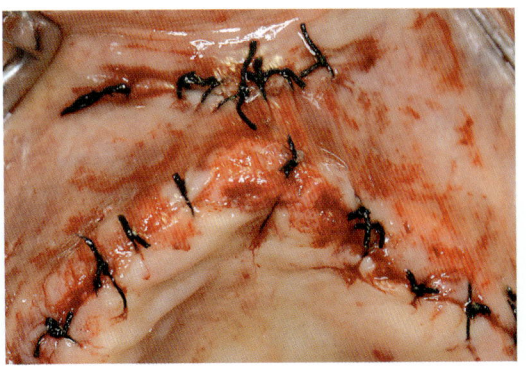

遊離口蓋粘膜移植

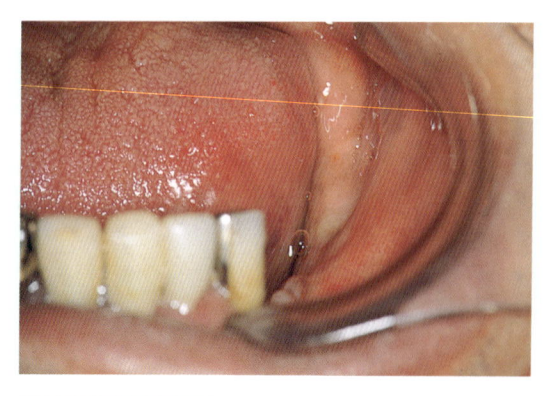

1 術前所見．歯槽頂部に及ぶ，広範囲の頰粘膜癒着が認められる

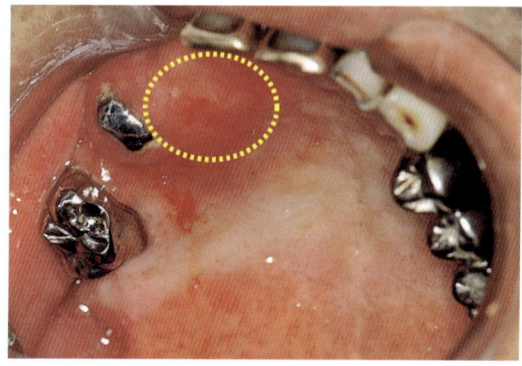

2 移植粘膜の採取部位を決定し浸潤麻酔を施す．粘膜移植は術後の収縮を考慮し，移植床よりもやや大きめに採取する必要がある

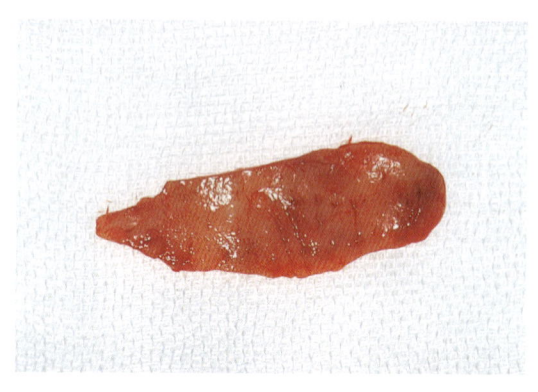

3 口蓋粘膜を分層採取する．弯曲剪刀にて採取した粘膜の裏側の組織は，生着を確実にするためできるだけ薄くした後，辺縁を整形する

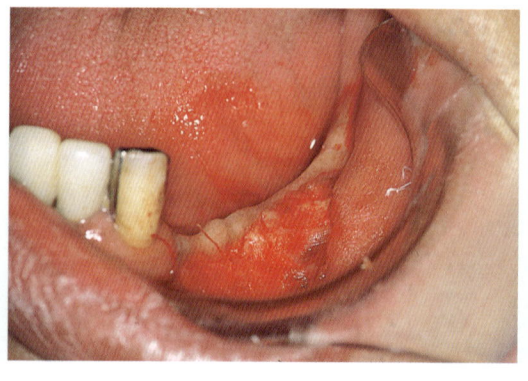

4 創部は骨膜だけを残し，粘膜下組織を含めて粘膜弁を頰側下方に移動する

歯槽堤に対する処置

5　整形した遊離粘膜を移植床に置き，等間隔に緊密に縫合していく．その際，結紮後の糸はすべて切らずに長いまま残しておく

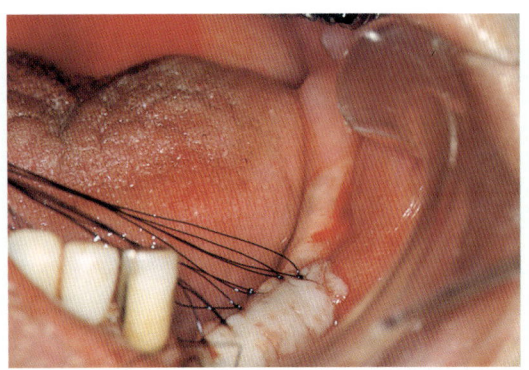

6　遊離粘膜と移植床全周が等間隔に縫合されている．縫合糸はタイオーバー（対角線縫合）するため切られていない

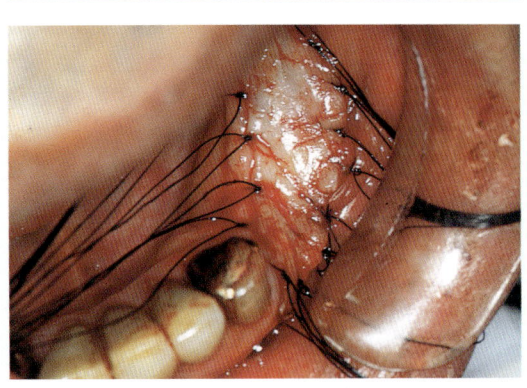

7　次に，同部に梱包ガーゼを置き，束ねておいた縫合糸はおのおの対角線同士でガーゼを圧迫固定するように何重にも結ぶ．この方法はガーゼと遊離粘膜を密接に圧迫し，生着させるためである

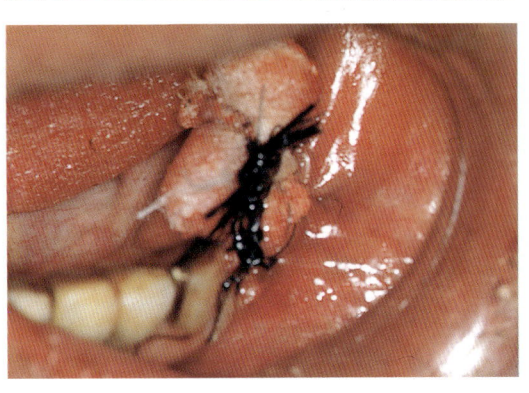

8　術後1カ月の所見．遊離粘膜は生着し，狭小であった口腔前庭は拡張された

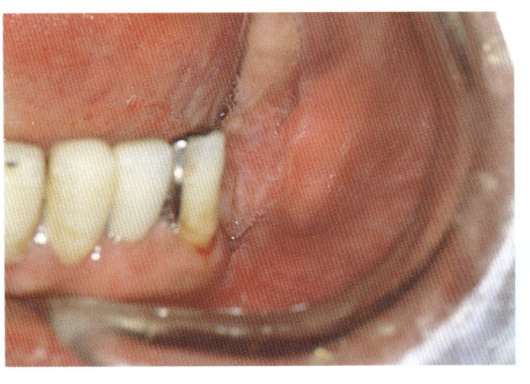

小手術の実際

粘液嚢胞に対する処置

疾患の特徴

　日常の歯科臨床における手術対象は，歯や歯槽骨あるいは顎骨などの硬組織，あるいは歯肉粘膜が主体である．本書でこれまで取り上げてきた小帯付着異常など粘膜に対する処置，特に口唇に対する手術となると，躊躇してしまうのが現実のようである．
　ここでは，粘液嚢胞について，その術式を解説する．
　粘液嚢胞は下唇，上唇，舌，頰粘膜の粘膜下の小唾液腺の排泄障害によるものと考えられている．圧倒的に下唇に多く発生するが，下唇は上顎の歯で損傷を受けやすいことと関連がある（図1，2）．

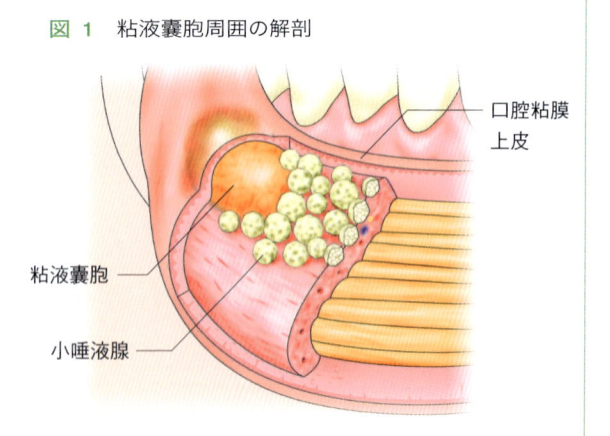

図 1　粘液嚢胞周囲の解剖

口腔粘膜上皮
粘液嚢胞
小唾液腺

図 2　典型的な粘液嚢胞．左：嚢胞が小さい場合，右：嚢胞が大きい場合

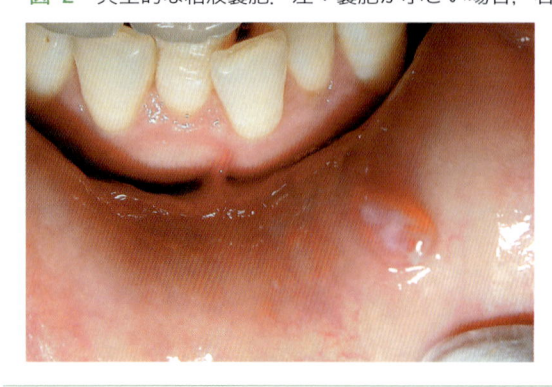

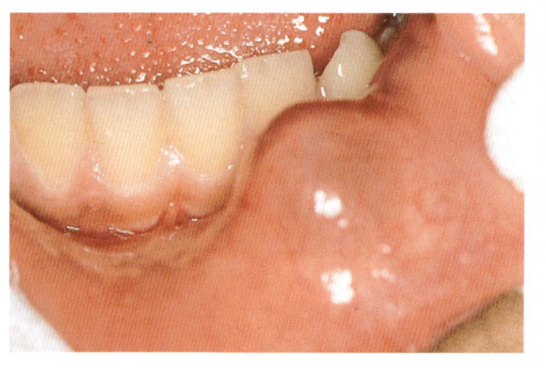

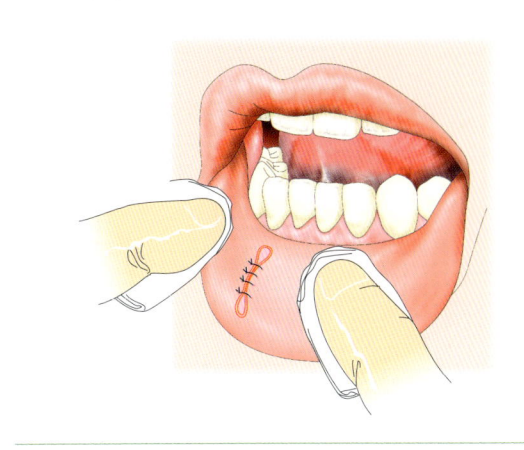

図3 縫合創の両端に余剰部が生じると，dog-ear を生じることがある

治療計画

　治療法としては摘出手術が主であるが，囊胞内に抗癌剤を注入し囊胞を癒着させて治療する方法も行われている．抗癌剤として製造された OK432（ピシバニール）を使用して癌性胸水，癌性腹水を減少させる治療が行われているが，ガマ腫やブランディンヌーン囊胞等の囊胞内に注射し囊胞を癒着させる治療において用いられている．

　歯科口腔外科における軟組織手術の第一歩は，口唇の粘液囊胞の摘出手術が最も訓練になる．このような点から，口唇にかかわらず口腔軟組織の手術に積極的に取り組んでいただきたい．

・囊胞が小さい場合

　囊胞は半球状で視診ではやや淡青色，触診では軟らかく，可動性があり薄い粘膜下に認められる．小さいものは紡錘形に粘膜とともに切除されることが多い．

・囊胞が大きい場合

　囊胞を長く放置し，繰り返し嚙んでつぶれるうち，表面の粘膜と囊胞は癒着して，さらに囊胞は大きくなる．小さな囊胞の切除手術と同様に粘膜と囊胞を一塊に切除しようとすると，組織欠損が大きくなり口唇が変形してしまうケースがある．このような場合には囊胞と粘膜とを付着させ一塊に切除するのではなく，囊胞と周囲粘膜とを遊離させ，囊胞を摘出する．

　手術にあたっては術後の審美的障害についても考慮する必要がある．

　特に，囊胞摘出後，円形または類円形の欠損創を閉鎖する場合，縫合創の両端部に粘膜の余剰部分が生じ，両端が盛り上がるいわゆる dog-ear を生じることがある（図3）．この dog-ear の修正には，両側の余剰部を菱形に切除し，縫合するとよい．すなわち，dog-ear の中心部を引き，まず片方の辺に切開を入れ，さらに余剰粘膜を引き伸ばし，対側の粘膜を切開し，縫合する．また，切開を少し延長し余剰部を切除する方法もある．

　皮膚や粘膜を切除する際に dog-ear を生じさせない工夫として，紡錘形切除が推奨される．そのデザインのポイントは原則として，紡錘形の長軸が短軸の3倍以上とするのがよいとされている．

　なお，dog-ear を修正すると，術創が長くなるので，患者には術前に説明しておく必要がある．

術　式　① 囊胞が小さい場合

1）局所麻酔
　まず囊胞周囲を囲繞する浸潤麻酔を行う．麻酔薬による膨隆が消退したら，助手に囊胞を皮膚側から引っ張り下唇動脈を圧迫するように把持させる．この操作によって圧迫止血が得られる．

2）切開
　次に，囊胞をメスで切り込まないようにするため，図 4a のように切開線を周囲 1～2 mm に設定する．
　メスは No. 15 または No. 11 を用い紡錘形に粘膜を切開し，紡錘形の尖った部分は粘膜および粘膜下組織を含め 3～5 mm の深さで切開する．
　粘膜および粘膜下組織の切離によって，囊胞の一部を把持できる部分が形成されることになる．

3）切除
　この部分をピンセットでつかみ囊胞と周囲粘膜下組織を剝離剪刀あるいはモスキート鉗子で側方，底部へと剝離しながら，粘液囊胞を一塊にして切除する．囊胞が切除され，創腔内部に口唇粘液腺が遊離しそうな場合には，再発防止のため切除する．

4）縫合
　切除後は 4-0 ナイロン糸にて数箇所縫合する．縫合箇所の順番は，まず中心部から行い，創部のバランスをみながら順次行う．

5）術後処置と注意事項
　手指で口唇を圧迫して確実な止血を行う．縫合部ナイロン糸の断端は可及的に短くする．口唇が術後 2～3 日をピークとして腫脹することを，患者に伝えておく．

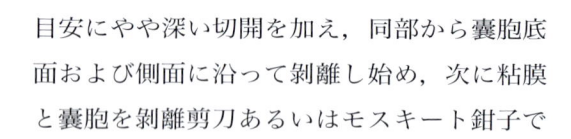

術　式　② 囊胞が大きい場合

1）局所麻酔
　囊胞周囲を囲繞する局所麻酔を行う．この際，囊胞部位に麻酔薬が入らないようにする．また局所麻酔薬の量が多すぎると，粘膜が膨隆して囊胞が判別しにくくなるので注意が必要である．

2）切開
　癒着が著しいときには，切開は囊胞の壁と粘膜とが癒着した部分を避け，癒着のない粘膜のみを直上切開する（図 4b）．メスは No. 15 が使いやすい．
　次に囊胞辺縁から 1～2 mm 離した位置を目安にやや深い切開を加え，同部から囊胞底面および側面に沿って剝離し始め，次に粘膜と囊胞を剝離剪刀あるいはモスキート鉗子で剝離を行う．

3）切除
　瘢痕部については瘢痕直上の粘膜と囊胞をつけた状態で切除する．

4）縫合
　囊胞が切除され最終的に残った粘膜を粘膜下層とともに縫合すると，口唇の変形は起こらない．

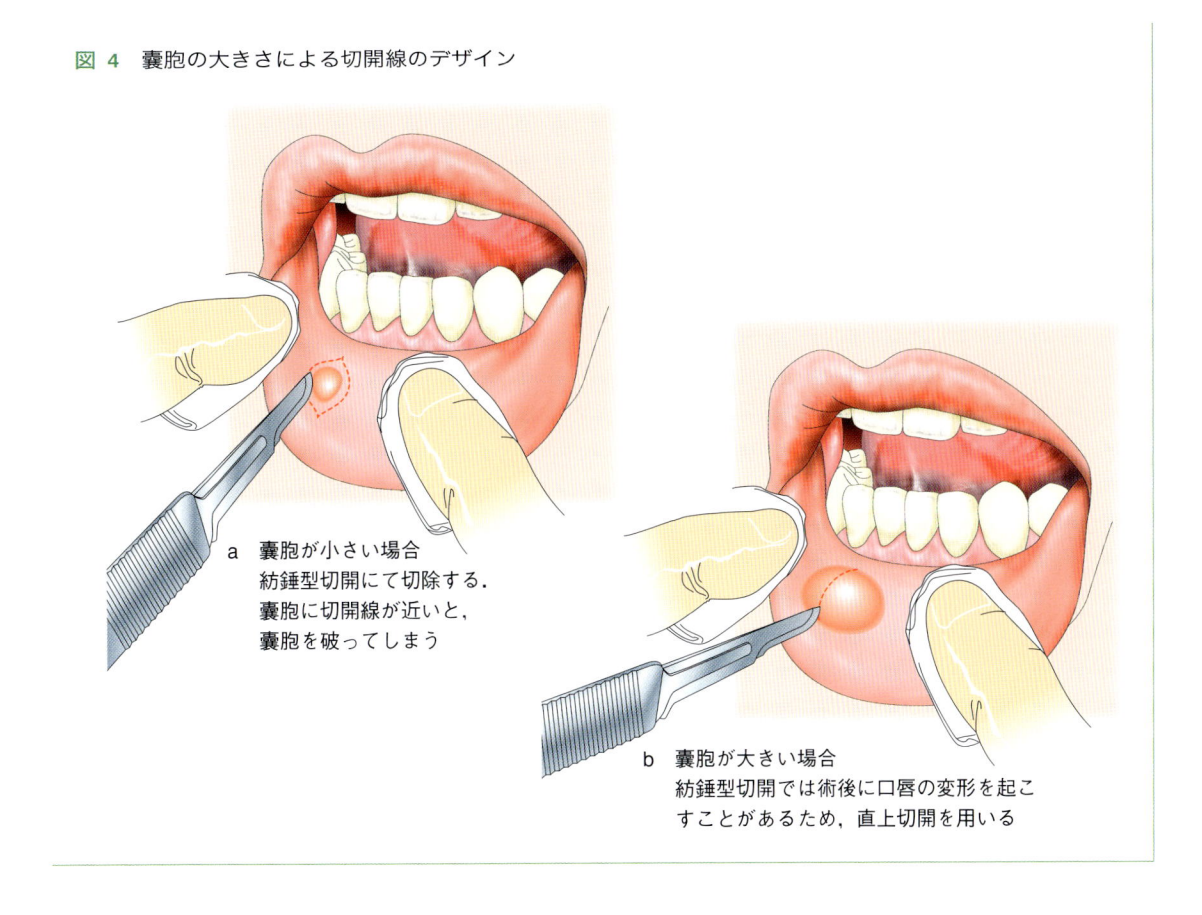

図4 囊胞の大きさによる切開線のデザイン

a 嚢胞が小さい場合
紡錘型切開にて切除する.
嚢胞に切開線が近いと,
嚢胞を破ってしまう

b 嚢胞が大きい場合
紡錘型切開では術後に口唇の変形を起こすことがあるため,直上切開を用いる

5）術後処置と注意事項

手指で口唇を圧迫して確実な止血を行う.縫合部ナイロン糸の断端は可及的に短くする.

口唇が術後2〜3日をピークとして腫脹することを,患者に伝えておく.

偶発症

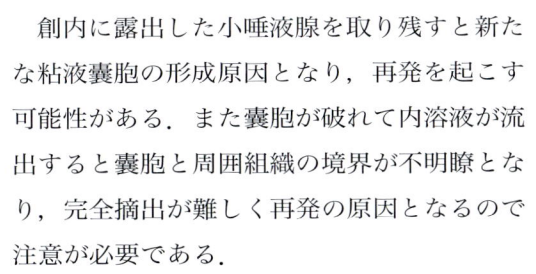

創内に露出した小唾液腺を取り残すと新たな粘液嚢胞の形成原因となり,再発を起こす可能性がある.また嚢胞が破れて内溶液が流出すると嚢胞と周囲組織の境界が不明瞭となり,完全摘出が難しく再発の原因となるので注意が必要である.

まれに下口唇の知覚鈍麻を生じる可能性がある.

口唇粘膜は審美的要素も関連する部位なので,手術にあたって,術後の瘢痕などの審美的障害についても十分に説明を行っておくことが望ましい.

■ 小手術の実際

粘液嚢胞摘出（嚢胞が小さい場合）

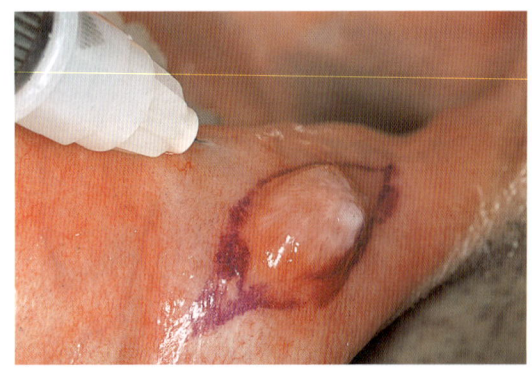

1 ピオクタニンにて切開線を明示し，嚢胞周囲に浸潤麻酔を行う．嚢胞の大きさから，切開は紡錘型切開とする

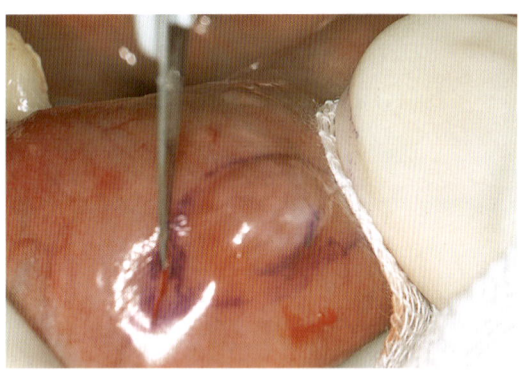

2 麻酔薬による膨隆が引いたら，助手に下唇動脈を指で圧迫し粘膜面が張るように保持してもらう．これにより切開が簡単になり，切開線からの出血も少なくなる

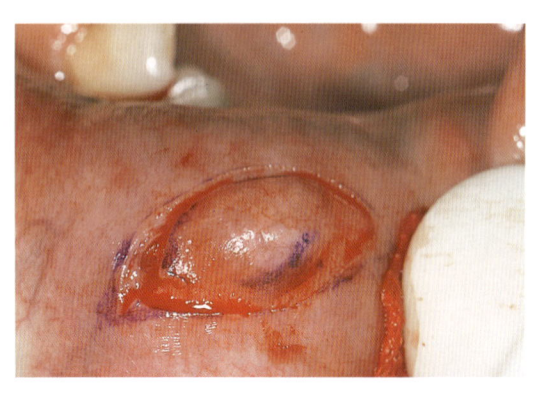

3 No.11 のメスで紡錘形に粘膜を切開し，紡錘形の尖った部分は粘膜および粘膜下組織を含め 3〜5 mm の深さで切開する

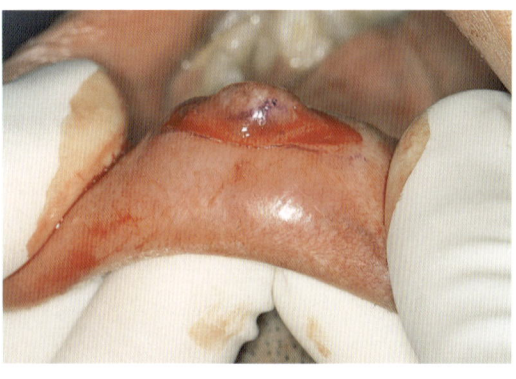

4 嚢胞の一部を把持できる部分が形成された

粘液嚢胞に対する処置

5 嚢胞をピンセットでつかみ，側壁，底部から剥離剪刀かモスキート鉗子にて剥離し，表面の粘膜を嚢胞膜とともに切除

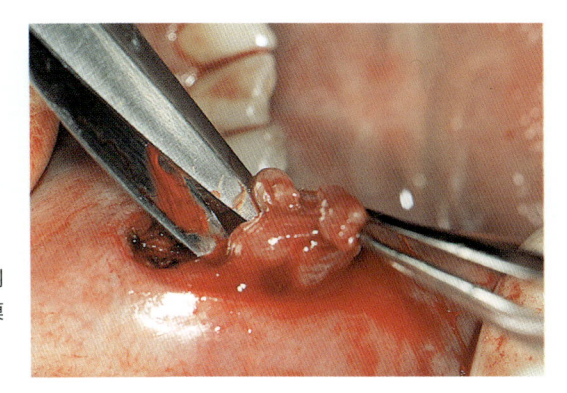

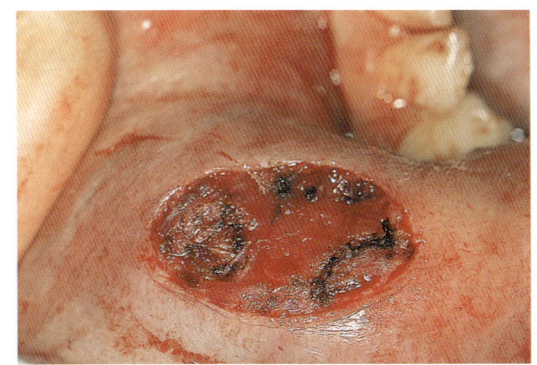

6 切除終了後

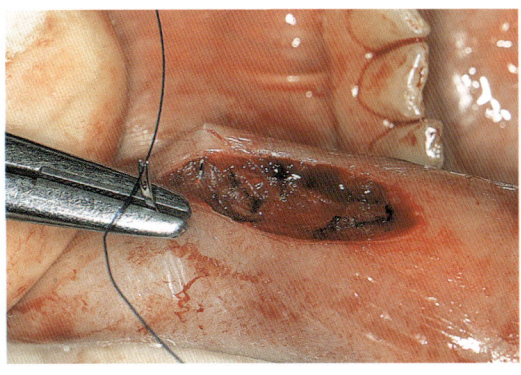

7 4-0 ナイロン糸にて数箇所縫合して終了

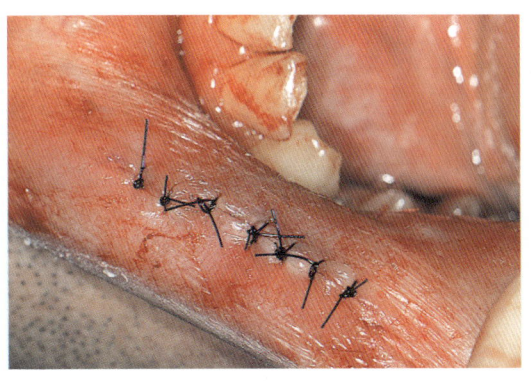

8 縫合終了時

小手術の実際

歯根囊胞に対する処置

疾患の特徴

　歯根囊胞は，顎骨囊胞のなかで最も発現頻度が高く，文献によりさまざまであるが全体の 40～70％を占める．
　その成因は，①根尖部歯槽膿瘍の膿瘍壁が上皮化されて生じる，②歯根周囲にある Malassez の遺残上皮や Hertwig の上皮鞘の遺残が肉芽腫の形成により反応性に増殖したのち，変性融解して発生する，などと考えられている．
　大きさはさまざまであるが，小さいものでは自覚症状がなく，大きくなるにつれて骨の膨隆，羊皮紙様感や波動を触知する．X線所見は，原因歯の根尖部に歯根膜腔から移行した円形で境界明瞭な単房性の透過像を示し，同部の穿刺にて淡黄色漿液性の内容液を認める（図 1）．
　囊胞に対する手術は，抜歯―囊胞摘出術か，囊胞摘出術―歯根尖切除術のいずれかと考えられる．日常臨床でよく遭遇するのでマスターしておきたい．

治療計画

　診断にはまず，原因となる失活歯の確認が重要である．
　根尖病巣がある場合，まず歯内療法が行われる．それで治らない場合に選択されるのが，歯根尖切除術である．ただし歯根尖切除術の適応外の場合は，残念ながら抜歯になる．この場合，抜歯窩より歯根囊胞を摘出する．ここでは，歯内療法，抜歯については割愛し，歯根尖切除術について解説する．
　歯根尖切除術の適応は，歯根囊胞以外にも，①根尖の弯曲，根管の狭窄などにより根尖部まで完全に根管治療ができない場合，②根尖部においてリーマー，ファイルなどが破折した場合，③外傷などにより根尖近くで歯根破折した場合，④大きく発育した顎骨囊胞に根尖が含まれている場合，などがある．
　また，適応外となるのは，①病巣が大きく，切除範囲が歯根の 1/3 を超える場合，②歯周ポケットが著しく深い場合，③動揺が著しい場合，④急性炎症が存在する場合，⑤短根歯，などである．

図 1　歯根囊胞の典型例

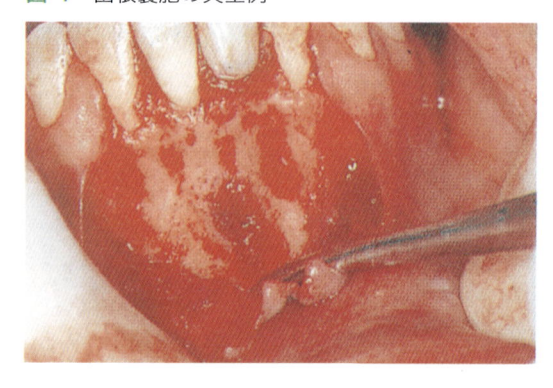

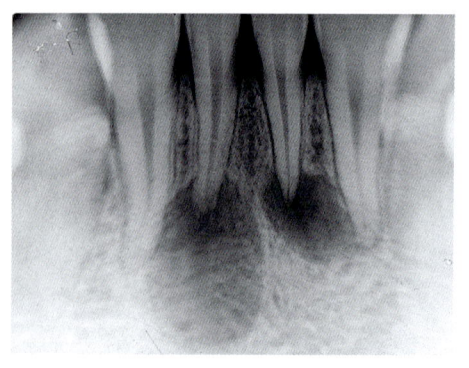

術　式

1) **局所麻酔**

　基本的には浸潤麻酔で十分である.

　患歯を中心に近遠心2歯程度の範囲で，上顎の場合は口蓋側にも十分に行う．下顎の場合は必要に応じて伝達麻酔を併用する．

2) **切開線の設定**

　切開は No. 15 のメスを用いる．

　切開線は原則として骨欠損部は避け，健康な骨面上に設定する．さらに骨腔縁から3 mm 以上離れていると理想的である．十分な術野を得る大きさを考えると，両隣在歯の遠心側以上に設定するべきであろう．

　切開法には，図2に示す方法がある．

　① **Partsch の弧状切開**

　切開線の弧が歯肉縁に向いた弧状切開法である．この弧状の頂点は歯肉縁から 5 mm 以上離れていることが望ましい．

　本法が最もよく用いられる切開法である．しかし，歯周ポケットが深いと歯肉縁が壊死する可能性があるため注意しなければならない．

　② **Pichler の逆弧状切開**

　弧状の頂点は歯肉唇（頰）移行部側になる．切開線は弓状の場合と，方形状の場合とがある．Partsch の切開と比較すると，歯周ポケットが深い場合は有効であるが，手術野の確保が不十分になりやすい．

　③ **Wassmund の歯肉縁切開**

　当該歯を中心として両隣在歯の遠心まで歯肉縁に切開を加える．縦切開は両隣在歯の歯肉縁から歯肉唇（頰）移行部に向けて，歯軸と45°の角度に設定する．

　本法は歯周ポケットが深く，Partsch の弧状切開に適さない場合にはきわめて有効であるが，歯周疾患に罹患していない場合には歯肉が退縮して歯頸部が露出することがある．審美的な問題だけでなく，知覚過敏を起こす可能性があるので避けるべきであろう．

　④ **Reinmoller の切開**

　歯肉縁から約 5 mm 離れた位置で根尖病巣の大きさより近遠心1歯分程度に水平に横切開を加え，さらに両端より歯肉唇（頰）移行部に向かって縦切開を加える．

　歯肉骨膜弁は骨膜起子にて形成し，根尖部を越えて骨面を十分露出させる．嚢胞壁と骨膜とが癒着している場合は注意深く剝離する必要がある．

3) **粘膜骨膜弁剝離**

　骨膜剝離子，粘膜剝離子の先端を骨に押しつけるようにして，十分に根尖部を越えて確実に粘膜下で粘膜骨膜弁を剝離，挙上して骨面を露出させる．骨欠損があり嚢胞壁と骨膜が癒着して剝離しにくい部位は，メスにより注意深く剝離する必要がある．

4) **骨削除**

　骨の菲薄部または欠損部位から骨を開削する．ラウンドバーあるいは骨ノミ・マレットを用いるが，骨欠損が大きい場合には破骨鉗子だけでも十分開削できる．

5) **歯根尖切除，嚢胞摘出**

　嚢胞摘出法は Partsch の第1法または第2法を用いる（図3）.

　第1法は嚢胞を口腔側に開放して，嚢胞壁の自然縮小を図る方法である．副腔形成法と

図2 歯肉の切開法

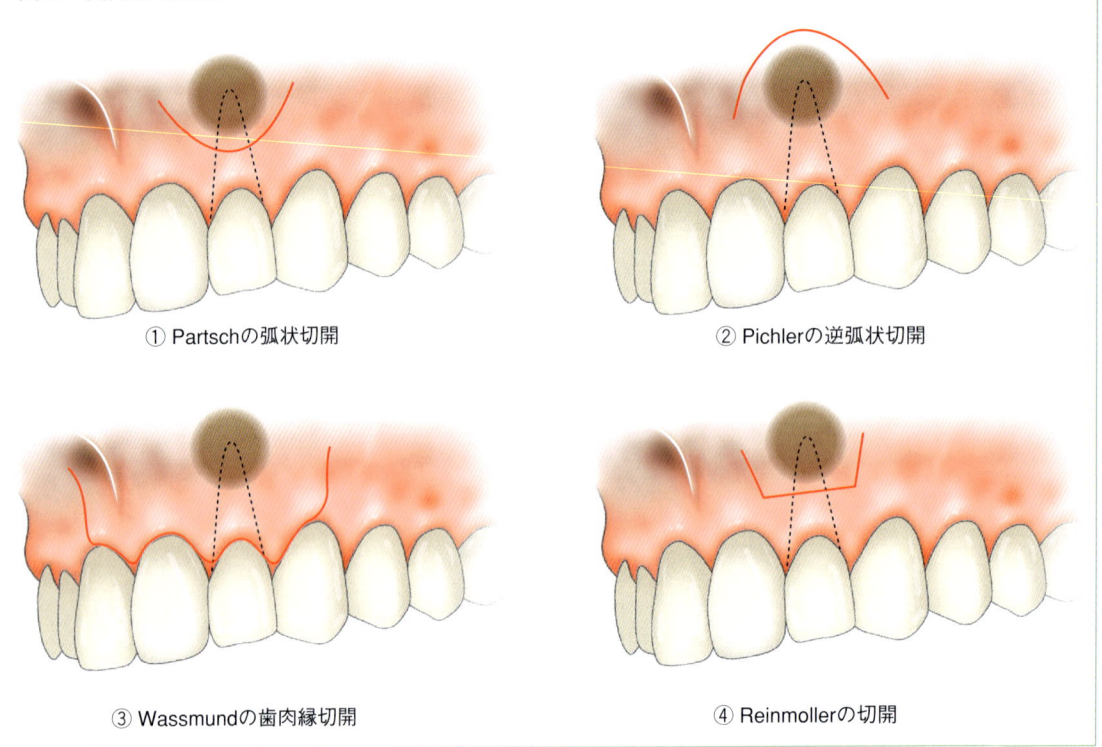

① Partschの弧状切開
② Pichlerの逆弧状切開
③ Wassmundの歯肉縁切開
④ Reinmollerの切開

も言われ，比較的大きな嚢胞に用いられる．

第2法は嚢胞壁を全摘出し，粘膜骨膜弁を旧位に復し，完全閉鎖する方法である．小さな嚢胞に用いられ，歯根嚢胞においてはほとんどが本法の適応となる．

嚢胞摘出は通常，鋭匙や粘膜剥離子等を用いて行う．この際，同時に根尖切除を行う．根尖切除は骨ノミ，マレットまたはフィッシャーバーを用いる．病巣の取り残しを避けるためには歯根断端と骨腔面がなるべく移行的になるように心がける．また，隣在歯の損傷には十分注意する．

6）根管充塡

根管充塡は術前または術中に行う．ただし術前の根管充塡は根管内に分泌物が残存するため原則的には術中に行うことが望ましい．

術中の根管充塡は血液や唾液の流入に十分注意する．また根管充塡材は緊密かつ十分に根断端より溢出させて切断する．

根管治療ができない場合は，根尖部に窩洞形成を行い逆根管充塡を行う．以前は金箔やアマルガムを用いていたが，実際には操作が困難で脱落など不確実になることが多い．最近ではEBAセメントや4-META/MMA-TBBレジンが用いられることが多い．

7）縫合

創内の肉芽組織や歯小囊あるいは切削片などを完全に搔爬し，通法に従い創を縫合する．この際，固定側を切開線に沿って少し剥離しておくと縫合操作が容易になる．

図3 囊胞の摘出法．Partsch 第1法（上）と第2法（下）

Partschの第1法
囊胞腔を口腔の副腔とする方法で，大きい囊胞に適している．
死腔による感染や周囲組織の損傷が少ないが，頻回の術後処置や術野の陥凹を生じることがある

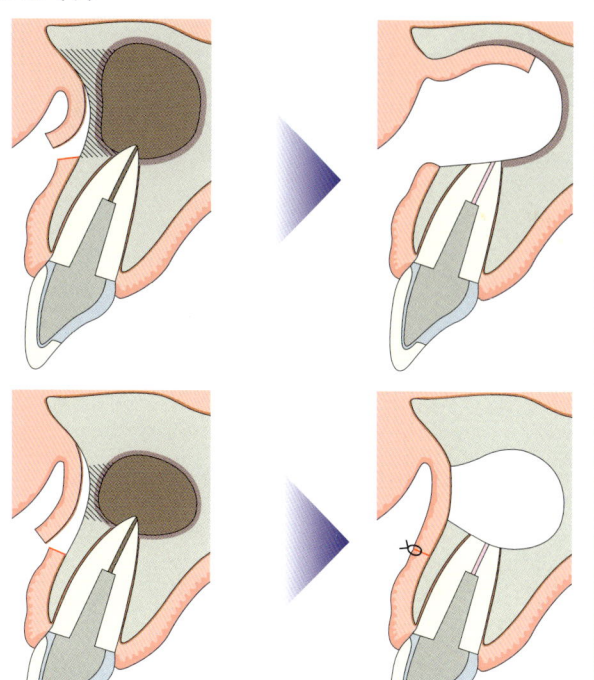

Partschの第2法
手術創を完全に閉鎖縫合する方法で，小さい囊胞に適している．
死腔による感染の可能性が懸念されるが，近年の化学療法の進歩により比較的大きな囊胞にも適用可能

必要に応じて歯冠接触部の削合または歯の固定を行う．

8）術後処置と注意事項

術後腫脹や内出血を防ぐために，手指で粘膜骨膜弁を圧迫して骨や骨膜を密着させ，骨膜下に溜まっている血液やエアを取り除く．特に上顎前歯部は唇〜鼻翼下部の顔面腫脹を伴うことが多いため，術前によく説明を行っておく．

偶発症

切開線の設定部位が骨欠損上に存在すると，縫合部は血行障害をきたし治癒不全となり，時には創面が哆開する．
歯根尖切除部断端が骨腔面と移行的になるように切除を行わないと，歯根後面の病巣を残し，再び歯根囊胞形成の原因となる可能性がある．
根管充塡の際，余剰充塡物を骨腔，軟組織に残留させた場合，異物として骨創腔の治癒不全，二次感染が起こる．
上顎小臼歯，大臼歯部では，上顎洞が近接している場合においては，穿孔を起こす可能性がある．また下顎小臼歯，大臼歯部では，下顎管およびオトガイ孔を通過する神経を損傷した場合に，知覚異常が生じる可能性がある．

歯根嚢胞摘出・根尖切除

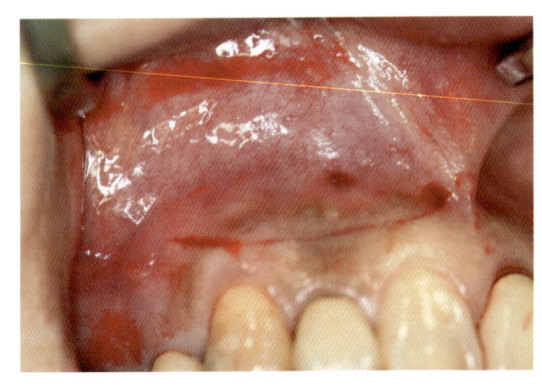

1 周囲への浸潤麻酔奏効確認後，Partsch の弧状切開を加えた．切開線は原則として骨欠損上には設定しない

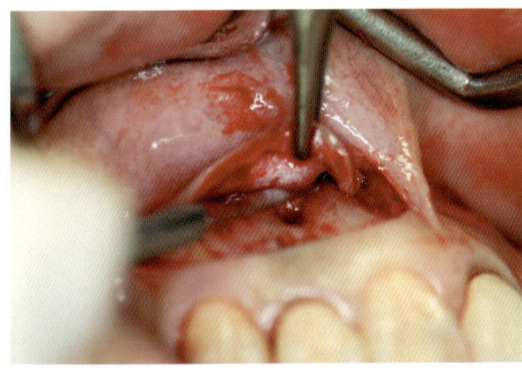

2 剥離を進めて骨面を十分に露出させる．骨膜と嚢胞壁が癒着しているので，穿孔させないように慎重に切離する

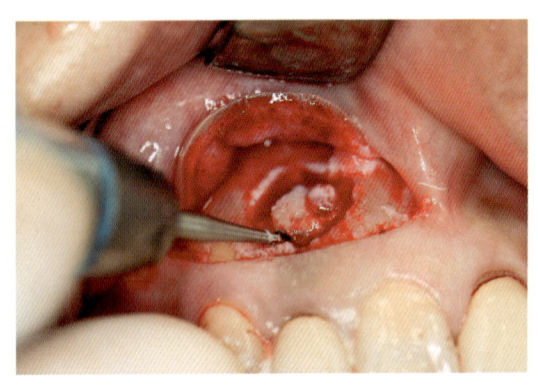

3 ラウンドバーを用いて骨削除を行う．根尖切除，病巣摘出を的確に行うため，骨の削除は十分に行う

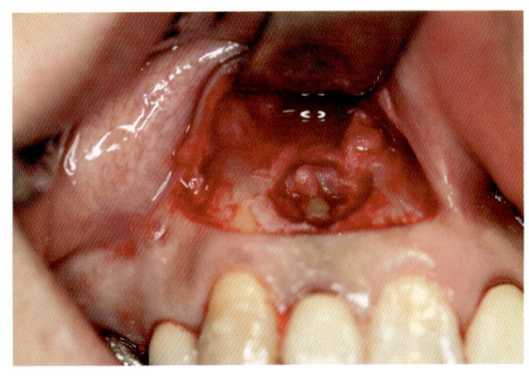

4 さらに骨ノミ・マレットを用いて骨削除し，病巣と歯根尖を完全に露出させる

歯根嚢胞に対する処置

5 フィッシャーバーを用いて根尖を切除する．歯根後面に病巣を残さないために根尖断端と骨腔面をなるべく移行的にする

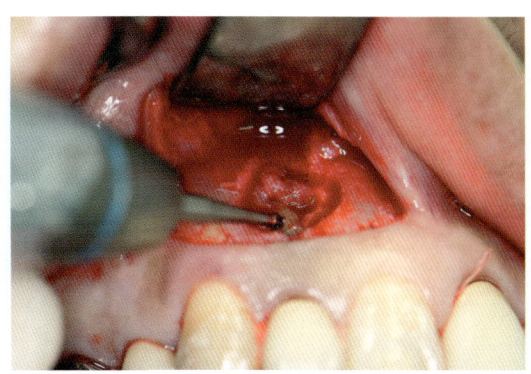

6 切除した根尖とともに残存している嚢胞壁を摘出する．病巣が残存し，再発させないためにも十分に確認する

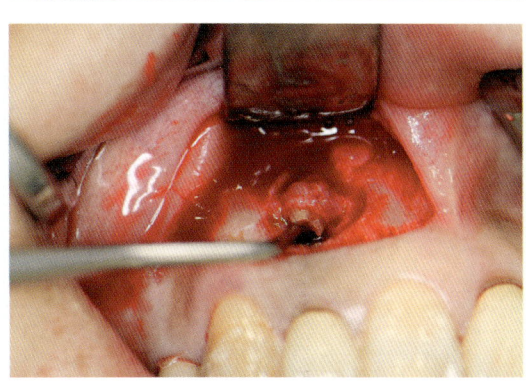

7 根尖の切除面にEBAセメントを用いて逆根管充填する．余剰セメントは骨腔，軟組織内に残留させないよう注意する

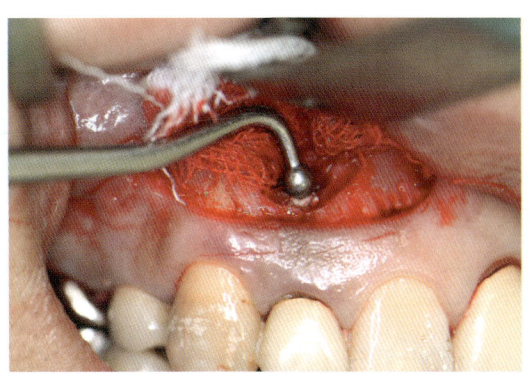

8 唇側歯肉の瘻孔を処理し，通法に従い縫合を行う

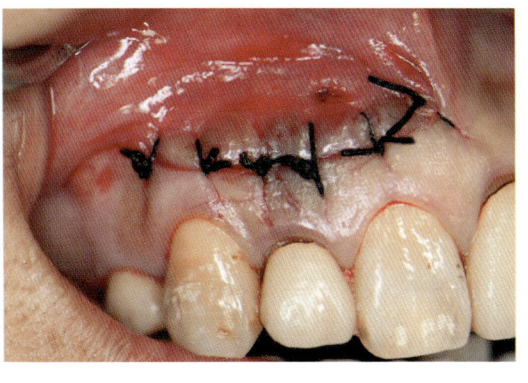

小手術の実際

膿瘍に対する処置

疾患の特徴

　日常臨床で遭遇する炎症性疾患の多くは，歯および歯周組織に感染の原病巣が存在する．そこを起点として粘膜や骨膜などの周囲組織に炎症が広がり，膿瘍が形成される．
　膿瘍が拡大される原因としては，①細菌の病原性が高い，②全身の抵抗力が減弱している，ことがあげられる．膿瘍が周囲組織や深部へ拡大すると，重篤化や遷延化が懸念される．このような経過をとる症例では，抗菌薬投与のみでは治癒が望めないため，切開排膿による消炎処置が必要となる．
　歯性感染症に継発する膿瘍は，日常頻繁に遭遇する疾患である．特に，膿瘍の切開については，時期を逸すると生命の危機にも及びかねないので，的確にマスターしていただきたい．

・成　因
　口腔内にはあらゆる部位に膿瘍がみられるが，原因となる疾患や部位あるいは炎症が波及する方向によって，臨床症状が若干異なる．
　原因疾患としては根尖性歯周炎，辺縁性歯周炎，智歯周囲炎，口腔内手術後の術後感染症，唾石や異物などにより二次的に発症したもの，がある．粘膜や骨膜あるいは歯槽骨，顎骨，さらには咽頭部や顔面，側頭部へと炎症が広がり，ある段階で化膿性炎が慢性化したり，あるいは治癒していく過程で閉塞膿瘍を形成する．
　閉塞された膿瘍の内部は，繁殖した細菌やこれら細菌の産生する毒素や壊死物質で満たされた状態になる．
　通常は根尖病巣や歯周組織に炎症が生じた場合，根管や歯周ポケットを介して自然排膿し，炎症症状は消退する．しかし，全身の抵抗力が減弱した場合，炎症症状が拡大することによって，病態を重篤化させたり，遷延化させる．膿瘍は，膿球と膿清からなる膿が組織内に限局して貯留した状態を言うが，通常は炎症の進行期に波及した，最も抵抗が少ない周囲組織隙に形成されることが多い．

・臨床症状
　初発症状は急性炎症が先行する．この時期の自覚症状としては，自発痛と腫脹感が主であるが，歯性では歯の挺出感とともに咬合痛，嚥下痛，開口障害を自覚する．他覚症状としては，局所の発赤，腫脹，熱感，圧痛，打診痛が認められる．これらの症状は，急性炎症が消退し，膿瘍が形成されると著明に軽減する．
　形成期に生じた膿瘍は発赤した粘膜に被覆され，緊張と圧痛を伴う腫脹として認められる．極期を過ぎると膿瘍は波動を呈する軟らかい腫脹に変化する．被覆する粘膜や皮膚の色は帯黄色を呈する．次いで，膿瘍が自壊すると，口腔内や顎，顔面の皮膚上に瘻孔を形成し，排膿する（図1）．

治療計画

・切開排膿の時期
　治療計画としては，抗菌薬の投与および切開排膿処置であるが，最大のポイントとなるのは切開排膿処置のタイミングである．
　切開排膿処置のタイミングは，膿瘍を形成する時期を的確に把握することが，まず重要である．膿瘍切開のタイミングが遅れると病態を重篤化させるため，適切な判断が必要になる．膿瘍が形成されているか否かの診断は触診によって行うが，波動を触知できれば膿瘍が形成されていると考えてよい．診断に迷う場合には試験穿刺で膿汁を確認するのもよい．

・膿瘍切開の考え方
　口腔ならびに顎，顔面領域に生じる膿瘍は，口腔内あるいは口腔外という部位の相違はあったとしても，成因は共通である．また，膿瘍切開は歯性感染症に対する対症療法にすぎないので，根本的治療を併せて行うと同時に，全身管理を含めた総合的な治療法に対する理解を深めるべきである．
　切開の原則は，膿瘍への最短距離で必要かつ十分な大きさの切開を入れ，確実な排膿を図ることであり，切開後は必要に応じてチューブ，ゴム，ガーゼなどのドレーンを挿入することである．メスは主として，No. 11，No. 15 などを用いる．
　切開線は口腔内膿瘍では歯列と平行に，また口腔外に切開を必要とする膿瘍では，ランゲル皮膚割線を考慮して，それと平行に切開を加えることで瘢痕を目立たせない（図2）．

・口腔外切開の場合の配慮
　顔面に膿瘍を形成する場合は，炎症の程度が重症化した歯性感染症が考えられるため，感染の波及経路や病態の把握，抗菌薬の選択，膿瘍形成の有無と切開時期の判断が求められる．
　また，切開に際しては顔面・頸部にメスを加えるため，解剖学的あるいは術後の審美的配慮についても十分考慮しなければならない．しかし，顔面皮膚への切開はどのように配慮しても審美的障害は免れないので，可能であれば避けたい．"膿瘍が口腔外に限られる場合"か"口腔内からの切開を行うよりはるかに膿瘍への到達が容易な場合"にかぎられることから，オトガイ下部や顎下部が適応となる．
　顔面皮膚の切開はほとんど接する機会がないと考えられ，またかなりの抵抗があるはずである．しかし，オトガイ部に生じた膿瘍であれば，解剖学的にも比較的安全であるので，積極的に対応していただきたい．

図1　口腔内切開を要する粘膜下膿瘍（左）．口腔外切開を要するオトガイ部膿瘍と外頬部膿瘍（右）
　　　（寶田博：顎口腔の小外科．医歯薬出版，東京，1994．より作成）

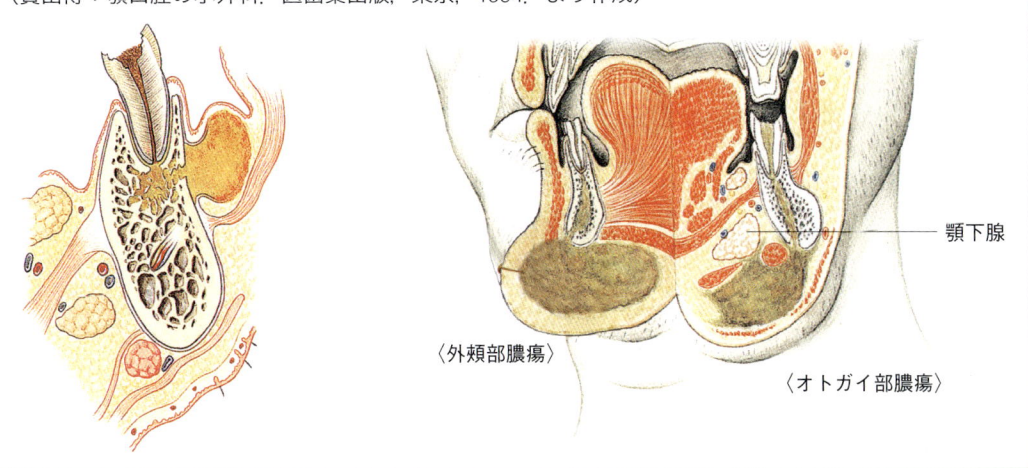

図2　ランゲル皮膚割線の走行（茂木克俊ほか：日本人屍体顔面および耳介部の皮膚割線について．形成外科，21：52，1978．より作成）

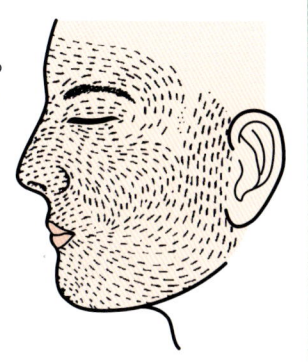

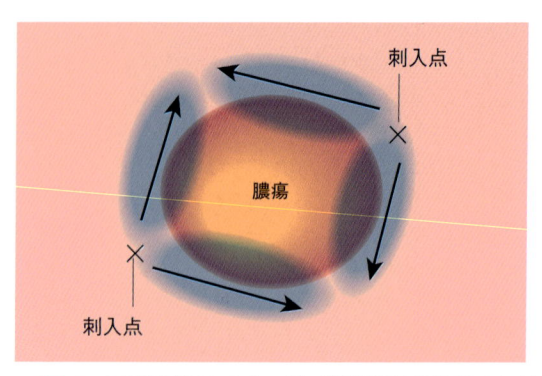

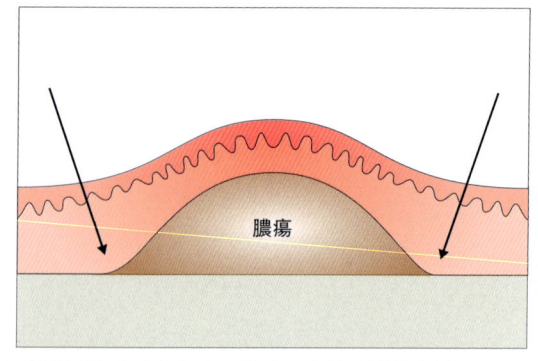

図3 局所麻酔のイメージ．膿瘍周囲を輪状または菱形に取り囲むように行う．膿瘍に直接麻酔薬を注入してはならない

術　式　① 口腔内の切開

1) 局所麻酔

基本的には浸潤麻酔と伝達麻酔を併用する．伝達麻酔ができなければ浸潤麻酔のみで処置を行う．

膿瘍腔に直接麻酔薬を注入してしまうと，麻酔効果が得られないばかりか炎症を周囲に拡大させてしまう．このため膿瘍腔の範囲を確認し膿瘍周囲を輪状あるいは菱形に取り囲むように麻酔を行う（図3）．

2) 切開線の設定

基本的には膿瘍腔の直上を切開するが，後日に他の手術が予定されている場合にはこれも考慮しなければならない（根尖部膿瘍切開後の根尖切除術など）．

切開線の長さは膿瘍腔の天蓋が残らないような十分な長さとする（図4）．

3) 膿瘍腔の開放（排膿）処置

切開が膿瘍腔に達すれば排膿を認めるはずである．内部は膿汁だけではなく壊死物質が多く存在するため，鋭匙や生理食塩水などで十分に搔爬，清掃する．

膿瘍腔をさらに拡大させるような，周囲組織に及ぶ剥離操作は無意味なため，行ってはならない．

4) ドレナージ，縫合

膿瘍腔の清掃が終了したらドレナージを行う．

ドレーンはシリコンチューブやガーゼを用いるが，比較的小さな膿瘍の場合はガーゼの

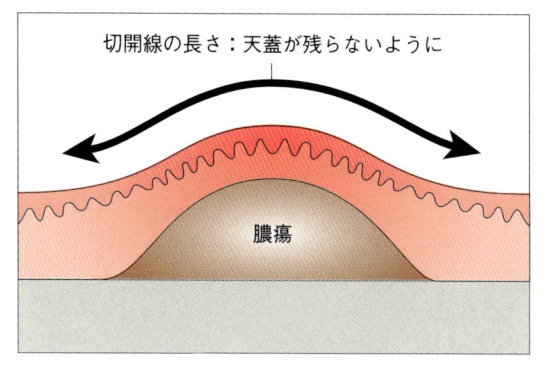

図4 切開線の長さ．膿瘍腔の天蓋が残らないようにする

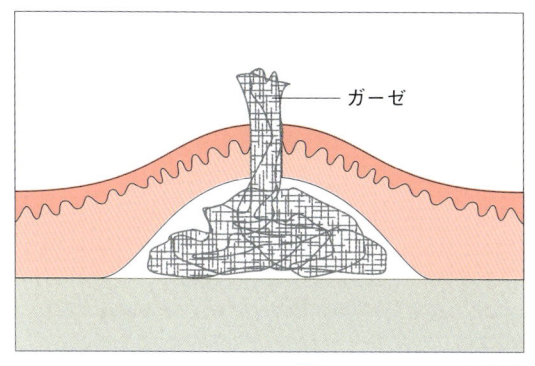

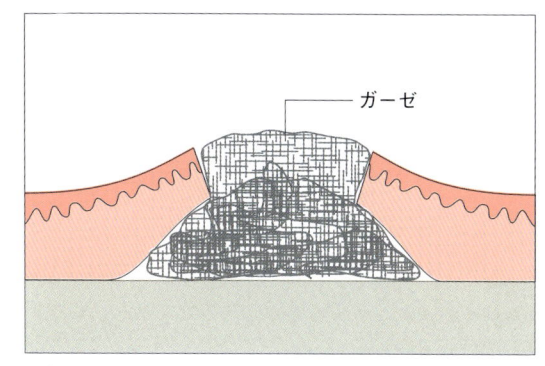

図5 ドレナージ（左）とタンポナーゼ（右）の違い

ほうが使いやすい．ただしガーゼを使う場合は，膿瘍腔に密に填塞するとタンポナーゼとなり，腔を閉鎖し本来の役目を果たさなくなるので注意が必要である（図5）．

また，施術翌日には必ずガーゼを除去し排膿の有無を確認する．排膿がみられなければそれ以上のドレナージの必要はなく，ドレーンを除去して創部の治癒を促す．

5）術後処置と注意事項

排膿が認められなくなったドレーンをむやみに留置すると，二次感染を起こす可能性があるので注意が必要である．二重舌などの症状を訴え，生命を脅かす気道閉塞の基となる重篤な蜂窩織炎の患者が来院した場合は，すみやかに専門医療機関への救急搬送を要請すべきである．

術式　②口腔外の切開

1) 局所麻酔

切開排膿時の局所麻酔は，前述した口腔内の麻酔法と若干異なる．

皮膚，筋層などの被覆層の深部に膿瘍がある場合，全層にわたる浸潤麻酔は不可能であるので，膿瘍周囲の筋層に麻酔し，切開後に疼痛があれば浸潤麻酔を追加する．

2) 切開線の設定

基本的には膿瘍腔の直上を切開するが，切開部直下にある神経，血管等の解剖学的ならびに審美的配慮が必要である．たとえば，オトガイ下，顎下膿瘍では最大豊隆部の最も薄くなった皮膚の部分を選んで下顎下縁に沿って切開線を設定する．切開線の長さは，口腔内からのアプローチの場合と同様，膿瘍腔の天蓋が可及的に残らないよう十分な長さとする（図4）．

3) 膿瘍腔の開放（排膿）処置

口腔内の場合と同様，切開が膿瘍腔に達すれば排膿を認める．内部は膿汁のみでなく壊死物質も多く存在するため鋭匙や生理食塩水などで十分に清掃する．膿瘍腔をさらに拡大するような周囲組織の剥離操作は無意味であり，行ってはならない．

4) ドレナージ，縫合

口腔内の場合と同様，膿瘍腔の清掃が終了したらドレナージを行う．注意事項も，口腔内切開の場合と同様である．

5) 術後処置と注意事項

口腔外切開においては，排出される膿汁を吸い取るガーゼを，外装に置くことを忘れてはならない．また可能であれば採血を行い血液データの確認を行う．

偶発症

膿瘍は周囲の血管や神経などの重要臓器を圧排しながら拡大するので，膿瘍腔の開放操作のみでは大きな偶発症を招くことは考えにくい．

しかしながら，既述したごとく膿瘍腔をいたずらに拡大するような剥離操作は膿瘍周囲組織や神経，血管を損傷する可能性があるので十分な配慮が必要である．

膿瘍切開（口腔内からのアプローチ）

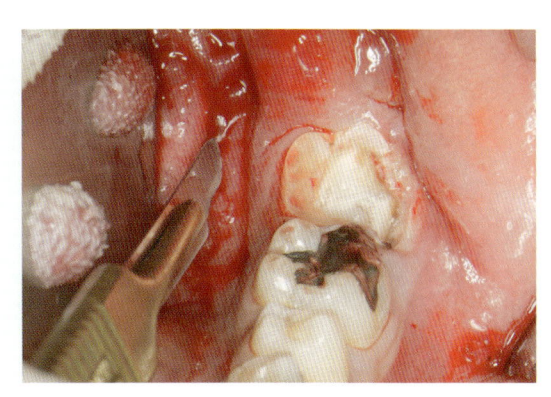

1 局所麻酔の奏功を確認後，膿瘍直上の粘膜を切開する．排膿させるのみではなく，膿瘍腔が十分に開放されるだけの長さが必要である

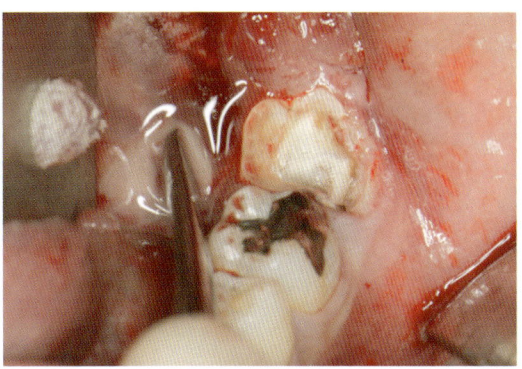

2 粘膜を切開すると多量の排膿を認めた．これ以上の深度の手術操作は不要である．膿瘍腔内に操作を止めることで，口底部の重要臓器である舌神経，ワルトン管の損傷を避けることができる

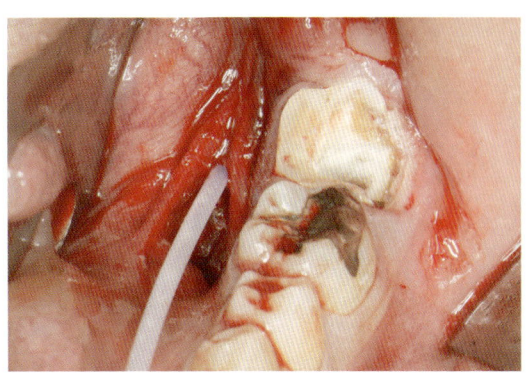

3 膿瘍腔内の壊死組織を生理食塩水で十分に洗浄する．洗浄液の性状が透明になるまで十分に行う

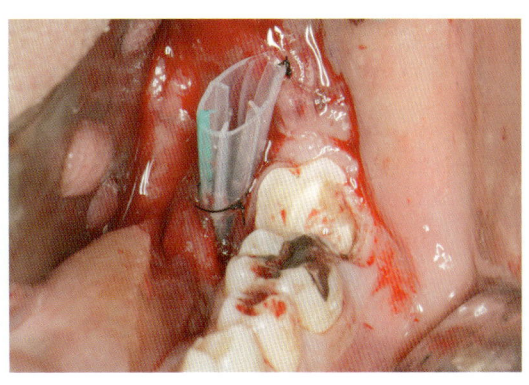

4 ドレナージを行う．この症例ではシリコンドレーンを挿入し，創縁に縫合固定している．ドレーンが体腔内に迷入しないように長さの調整と確実な固定が必要である．排膿がなくなればドレーンは早期に抜去する

膿瘍切開（口腔外からのアプローチ）

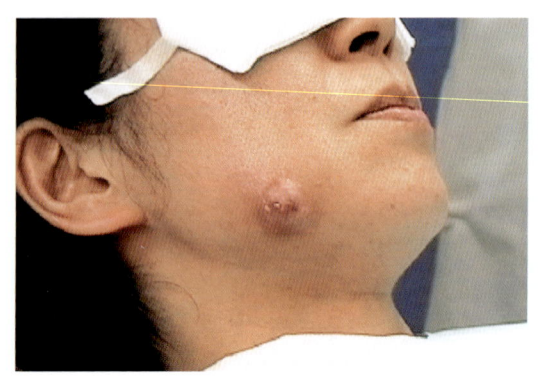

1 右側頬部に発赤を伴う限局した腫脹を認める．触診では弾性軟で波動を触知する．このような症例では口腔外からの消炎手術が必要となる

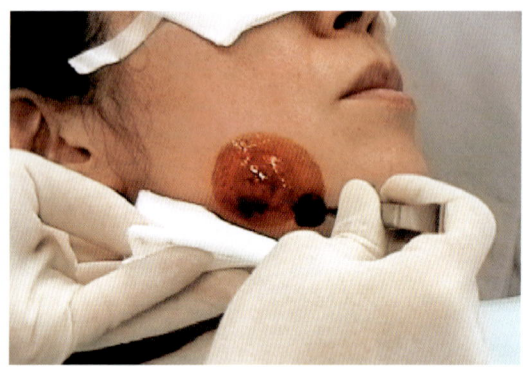

2 ポビドンヨードを用い術野の消毒を行う．腫瘍を中心に同心円を広げる要領で消毒を進める．ヨード製剤は薬液が揮発するときに消毒力を発揮するので，塗布後は1分以上待つ必要がある

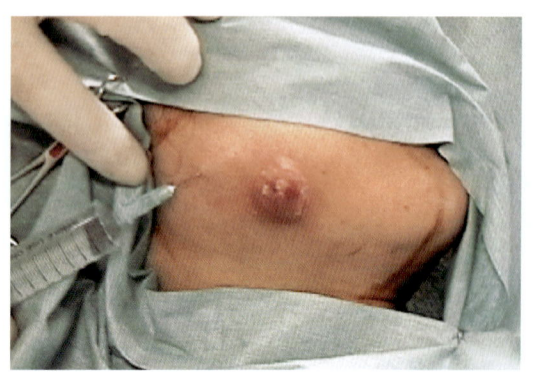

3 局所麻酔．使用薬剤は1％リドカインである．膿瘍腔に薬液を注入しないように十分注意しながら局所麻酔を行う．輪状麻酔あるいは菱形麻酔の手技を用いる

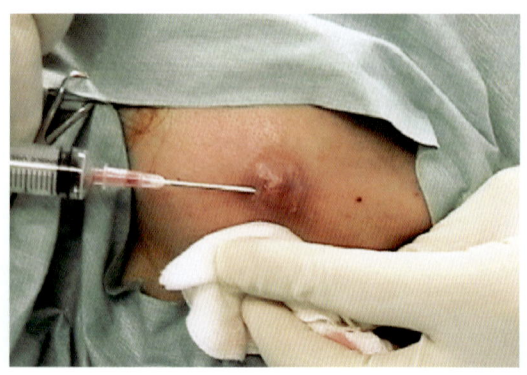

4 18ゲージ針を用い膿瘍腔の試験穿刺を行う．膿瘍の皮膚からの深度を知ることができる．吸引した膿汁は無菌的に嫌気ポータに移し細菌検査を行う

膿瘍に対する処置

5 膿瘍腔の直上を切開する．顔面皮膚であるのでランゲル皮膚割線の走行に留意する．膿瘍腔の天蓋が十分開放されるだけの長さが必要である

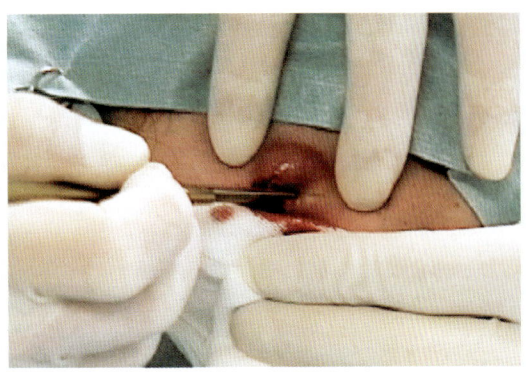

6 膿瘍腔が十分に開放されたら鋭匙にて壊死した内容物の掻爬を行う．この際，口腔内に交通するような瘻管の有無も確認する

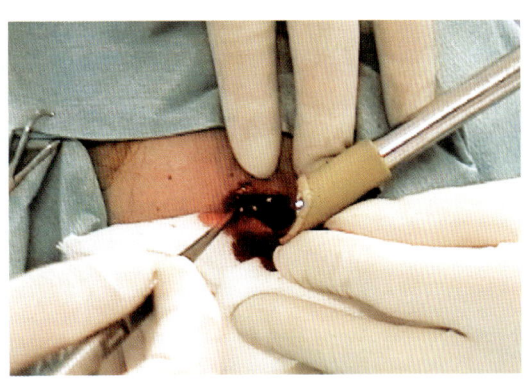

7 生理食塩水にて洗浄を行う．炎症を拡大するような強圧をかけないように注意する

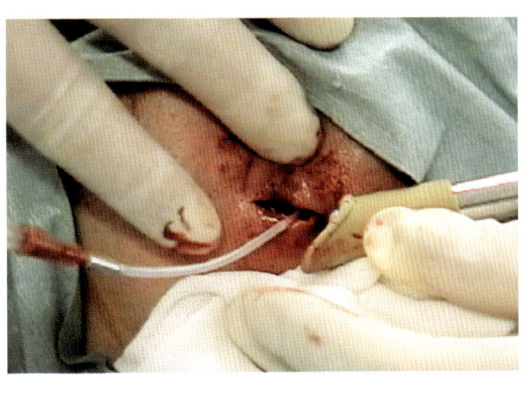

8 本症例では，ドレナージはガーゼによって行っているが，シリコンチューブなどでもかまわない．ガーゼを用いる際にはタンポナーゼにならないように注意する．膿瘍が開放されていれば十分である

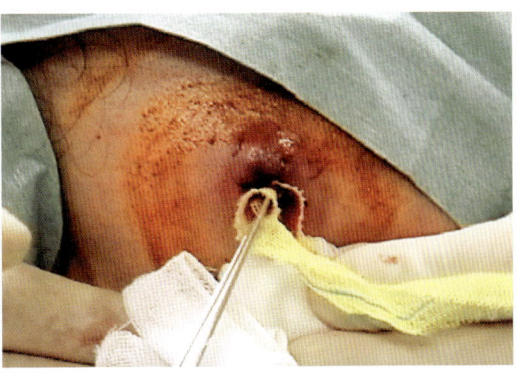

小手術の実際

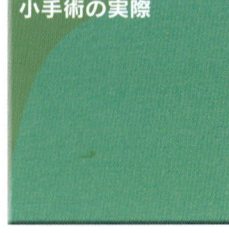

外傷歯ならびに周囲組織に対する処置
歯の脱臼

疾患の特徴

　交通事故やスポーツなどでの転倒，衝突あるいは殴打などにより歯に強い力が加わると，歯ばかりでなく歯肉粘膜や歯槽骨，さらには顎骨にまで影響を及ぼす．その程度によっては歯の破折や脱臼，時には歯槽骨骨折，顎骨骨折などさまざまな病態を生じる．
　このようにして歯の脱臼・脱落は単独の外傷としても起こるが，多くの場合は顎口腔領域の諸組織の損傷に合併する．
　歯の脱臼・脱落の好発年齢は歩行の不安定な幼児期や活動期にある少年期に多い．そのため，最近では小学校でも頻回な歯の脱落の経験を活かし，保健室に歯の保存液を設置しているところが少なくない．歯の脱落に対しては，脱落後長時間経過したり，脱落した歯が著しく不潔になるなどの理由がなければ，歯を正しい位置に再植することが可能である．
　日常臨床においては歯の脱臼・脱落は頻繁に遭遇するものの，その多くが突然，緊急に受診してくる．また，出血を伴ったり，軟組織損傷を合併することがほとんどで，その対応に戸惑うことも珍しくない．このような点を踏まえて，常日頃からその対処法については自分のものとして習得いただきたい．

治療計画

　歯の脱臼の程度によって，当然，処置方法が異なってくる．処置方法はいくつかに分けられる．
① 歯槽窩からの脱臼が不完全かつ損傷が軽度で，歯周組織に限局している場合
　このようなときには，対咬関係に留意し，歯の安静を保てばよい．
② 歯槽窩からの挺出や側方への脱臼あるいは陥入した場合
　このようなときは，歯槽骨骨折や歯根膜断裂などを伴うことが多く，歯の固定や牽引が必要となる．しかし，完全脱落に比較すると経過は良好である．
③ 完全に歯槽窩から歯が脱落した場合
　前述のように脱落後長時間経過したり，脱落した歯が著しく不潔であったり，あるいは再植すべき歯槽窩や歯槽骨が喪失した場合などでは，再植の適応にはならない．
　歯槽窩に異常はなく，脱落歯が再植された場合の臨床経過は，歯が脱落してから再植されるまでの時間の経過によって大きく左右される．当然，早ければ早いほどよい．
　歯が生着するまでの過程については，症例ごとに一様ではなく，衝撃などの外力，歯が脱落した場所，保存の仕方などあらゆる条件に左右される．特に歯根膜の生死は外気にさらされた時間や脱落歯の保存方法などの環境因子によって大きく影響を受ける．
　再植歯が生着した後どれだけ生存するかは，受傷状況によって異なり，数カ月しか生存しないものから数年〜数十年に及ぶものまでさまざまである．この生存期間を左右するのは，歯根膜が生着したか否かに関連すると言われている．歯根膜の生着が期待できない場合は，これに伴って生存期間が短くなるが，仮に短い生存期間でも再植したほうがよい．その理由は，再植されたことで審美的回復が得られ，心理面に好結果がもたらされるからである．

術式

1) 亜脱臼（図1）

歯が破折している場合は一般的に亜脱臼を起こしていることが多い．また破折や変位がなくても，打診痛，動揺，歯肉辺縁からの出血やX線検査で歯根膜腔の拡大が確認されれば亜脱臼を疑うべきである．

この際，電気的歯髄診断（EPT）で生活反応がなくても，一過性に生活反応を失っている場合があるので，経過観察しながら再度確認するとよい．

処置は，以下を基本とする．
① 歯の動揺，疼痛あるいは咀嚼障害があれば固定を行う（1～2週間）．
② 経過観察を行い，歯髄壊死の症状（変色，打診痛，根尖病巣）がみられたら根管処置を行う．

2) 不完全脱臼（図2）

破折がみられなくても歯の変位や動揺がある場合には不完全脱臼を疑う．一般的に歯肉辺縁から出血がみられ，歯自体は生活反応を示さないことが多い．また歯槽骨骨折や軟組織の損傷を伴うことがあり，X線所見では歯根膜腔の拡大がみられる．

処置は以下を基本とする．
① 根未完成歯では歯髄の治癒が期待できるため，まずはX線写真で歯根の完成度を観察する．
② 脱臼歯の歯根周囲に汚染があればまず生理食塩水あるいは抗菌薬含有生理食塩水で洗浄し，脱臼歯の整復固定を行う．整復固定は弾力性のあるワイヤーや接着性レジンで隣在歯と固定する（1～3週間）．ただし挺出性脱臼ではなく，側方性脱臼の場合には歯槽骨骨折を伴うので，その治癒も考慮しなければならない．歯槽骨骨折を合併している場合は，必然的に固定期間は長くなる．また治癒過程で歯槽骨の吸収がみられることがあるので注意する．
③ 根完成歯は整復固定2週間後に，また未完成歯は経過観察で歯髄壊死が確認されたら根管処置を行う．

3) 陥入（図3）

歯槽骨の骨折あるいは粉砕を伴うことがあるので正確に診断する必要がある．陥入は歯

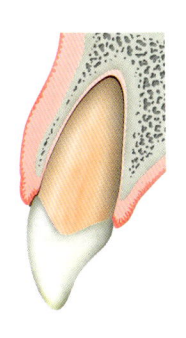

図1　亜脱臼

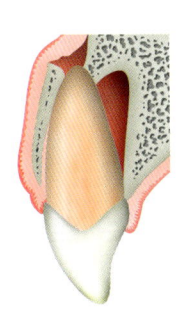

図2　不完全脱臼
左：側方性脱臼，右：挺出性脱臼

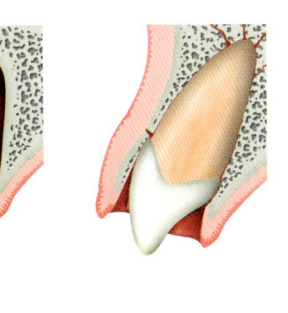

図3　陥入

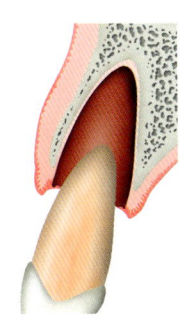

図4　完全脱臼

根膜の物理的な衝撃や損傷が過剰に加わるのできわめて予後が悪い．

処置は以下を基本とする．
① 陥入した歯の周囲に浸潤麻酔を行う．
② 陥入した歯を脱臼させてブラケットを装着する．
③ 受傷してから1カ月前後で陥入した歯の矯正的挺出を開始する．

4）完全脱臼（図4）

歯槽窩から完全に歯が脱落した場合をいうが，例外を除いて再植することが適切な治療法といえる．再植法は歯根膜の生死，再植までの時間などによって，即時型と遅延型に分けられる．

・即時型再植

即時型再植とは，歯根膜が生きている場合で臨床的には45分以内の再植をいう．ただし脱落直後から牛乳や保存液に保存されている場合には24時間以内は即時型として取り扱う．

根管処置は行わず，再植を優先する．特に根未完成歯では再植した後，歯髄が治癒する可能性が期待できるので，根管処置は急がないほうが賢明である．

ところが，歯髄が壊死した場合には迅速に歯髄処置を施さないと，炎症性の歯根吸収を起こす原因となる．そのため，病態を十分見極める必要がある．

処置は以下を基本とする．
① 患者から連絡があったら，まずは脱落した歯の保存を指示する．

次に，救急処置法として患者に指示すべき事項について列挙する．
　　a：脱落歯は歯根部ではなく，歯冠部を持つ．
　　b：歯を水洗する（石鹸等は使用しない）．
　　c：可能ならすみやかに患者自身が歯を歯槽窩に復位する．
　　d：復位できなければ保存液，牛乳，口腔内に保存する．これらが不可能であれば，生理食塩水（0.9%）に保存する（乾燥させないことが必須である）．
　　e：何よりも急いで受診させる（30分以内が理想的）．来院したら脱落した歯を生理食塩水中に浸漬する．
② 脱落歯の歯根膜，歯槽窩の状態を肉眼で，あるいはX線写真で確認する．
③ 脱落歯の歯根膜の汚染が除去しにくい場合は生理食塩水をガーゼに包んで超音波洗浄（3分以内）を行う．
④ 歯槽窩内の血餅を搔爬する．
⑤ 歯を歯槽窩に復位し，弾力性のあるワイヤーと接着性レジンで固定する．歯肉は歯頸部に密着させて縫合する．

強固な固定は持続的な圧力が過剰に加わり歯根癒着の原因になるため，長期に行わないほうがよい．固定は2〜3週間で除去し，その後も歯根吸収や感染に注意し経過観察する．

⑥ 根完成歯は固定を除去する前（1〜2週間後）に根管処置を開始する．経過観察中に根尖閉鎖が確認できた場合は，水酸化カルシウム製剤で根管充填を行う．また，根未完成歯は経過観察とし，歯髄壊死が疑われれば根管処置を行う．

・遅延型再植

歯が脱落してから再植するまでの時間が長く，歯根膜が明らかに死滅している場合の再植をいう．時間が経てば経つほど予後が悪くなるので遅延型でも来院当日に行う．

処置は以下を基本とする．

> **最近の歯の固定の考え方**
>
> ワイヤーやブラケットを使用した強固な固定は最近では行われることは少ない．
> Andreasen が述べているように，固定を緩徐にして根の癒着が起こらないようにする工夫が大切である（Andreasen JO, et al：Traumatic dental injuties：A manual. Munksgaard, Copenhagen, 2003.）．筆者らも最近は，接着性レジンなどの簡易的な固定を行っている．しかしこの方法は簡単なようであるが，適切な処置が行われないと歯の動揺の原因になる．

> **歯槽骨骨折**
>
> 多数歯にわたって損傷がある場合は歯槽骨骨折の併発を疑う．また歯の変位がないのに咬合に異常がある場合は骨体部の骨折を疑ってよい．
> 受傷後は可及的迅速に処置を行うことが肝要である．
> 歯の脱臼や脱落に併発して周囲歯槽骨の骨折がみられることがあるので，歯の脱臼だけでなく，歯槽骨骨折についても十分留意し，後方支援病院に転送するか判断すべきである．

① 歯根膜が汚染され死滅している場合がほとんどなので，歯根膜は除去して歯を十分に洗浄する．
② 口腔外で水酸化カルシウム製剤を充填する．
③ 歯槽窩の肉芽組織を掻爬する．
④ 歯を復位し弾力性のあるワイヤーと接着性レジンで固定する．歯肉は縫合で歯頸部と密着させる．固定は約4週で除去する．

5）術後処置と注意事項

術後は，定期的に経過観察を行い，必ずX線検査，EPTにより根管の状態を精査する．この際に，歯髄壊死が確認されれば，根管処置を行う．固定装置に問題がないかも精査する．

また，どの処置も固定中に患歯に咬合圧が加わらないように咬合調整を行うことが重要である．

偶発症

口腔内で再植歯を扱う際に歯を滑落させると，誤嚥させる可能性がある．

脱落歯の保存方法について，口腔内保存を指示した場合，患者が誤飲誤嚥を起こす可能性がある．また固定装置を接着する際，正確な止血処置が行われていないと，接着を阻害し装置の脱離につながる．

遅延型再植のゴールはアンキローシスであり，長期的な予後は期待できない．したがって，歯根の吸収がどのくらいの速さで進行しているのかをポイントに経過観察を行う必要がある．

歯根吸収速度は思春期前と思春期後では大きく異なり，前者のほうが吸収が速い．再植歯が歯根吸収により喪失した場合，患者の年齢と歯列の状態により矯正治療，インプラント治療，補綴治療などを選択して，機能と審美を回復する必要がある．

外傷による脱落歯の再植

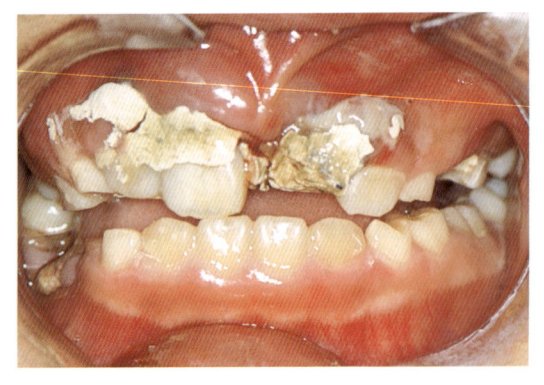

1 初診時．歯槽窩から歯が完全に脱落しており，患部は歯周包帯材によって被覆されていた

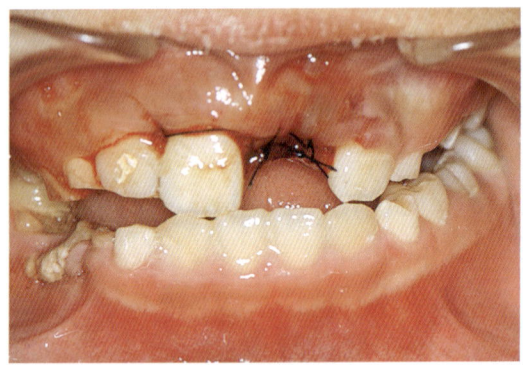

2 歯周包帯材を除去すると，歯槽窩は縫合にて完全に閉鎖されていた

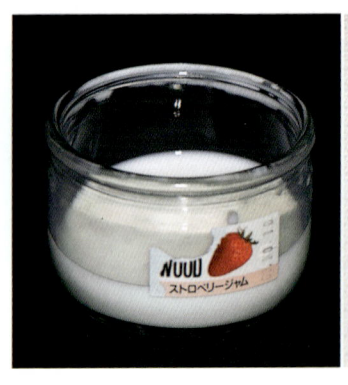

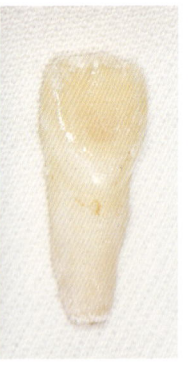

3 保存液の種類と再植歯の生存期間とは密接な関係がある．低温殺菌牛乳は歯の保存液として高い有用性が報告されている

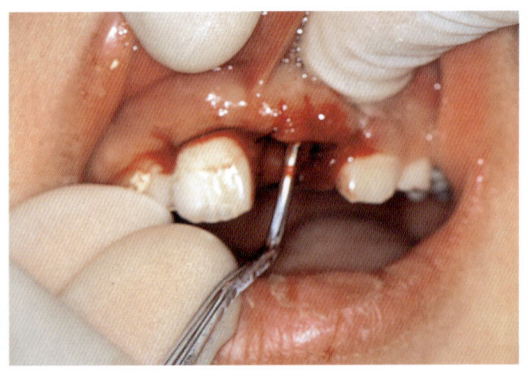

4 歯槽窩，周囲歯槽骨骨折の有無についても確認する．また，受傷時に異物が迷入することも少なくないため，歯槽窩内の血餅や肉芽を十分掻爬する

外傷歯ならびに周囲組織に対する処置　歯の脱臼

5　脱落した歯が幸いにも破折していないので再植が可能であった．本症例では脱落した歯は，あらかじめ口腔外で根管充填まで施した

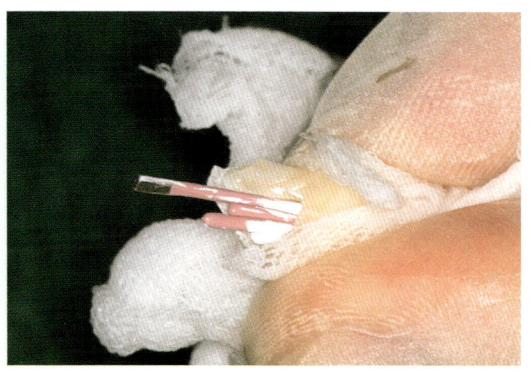

6　根管充填した脱落歯を歯槽窩の正しい位置に整復する

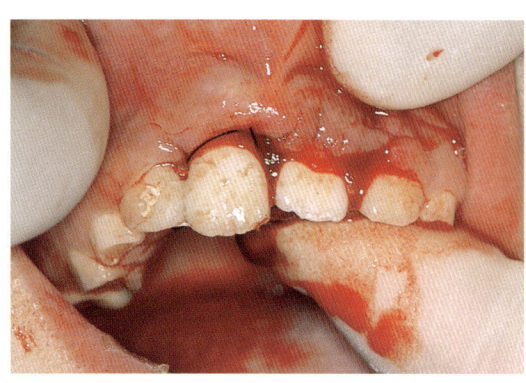

7　接着性レジンを用いて両隣在歯に固定する．その後，再植歯が対合歯と接触しないように咬合調整を行う

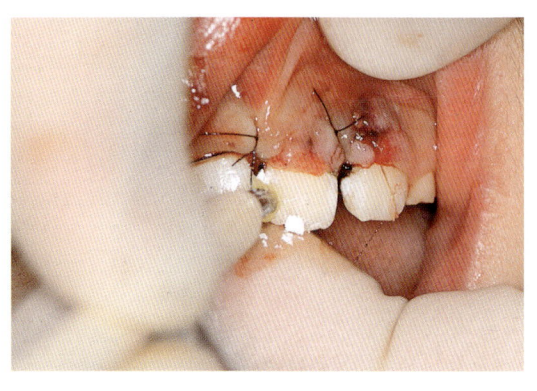

8　4週間の固定後の経過は良好で固定を除去した

小手術の実際

外傷歯ならびに周囲組織に対する処置
歯槽骨骨折

疾患の特徴

　口腔領域の外傷では，歯の脱臼，脱落に付随して歯槽骨骨折（図1）が合併することがある．
　歯槽骨骨折は，歯およびその周囲に加わる外力により，上顎では歯槽突起部，下顎では歯槽部に限局して生じる．上顎前歯部が下顎前歯部より頻度が高い．原因として転倒，衝突，打撲による直達骨折が多く，下顎の歯を介して起こる上顎の介達骨折もある．
　ほとんどの口腔，顔面外傷の場合，歯や歯槽骨，顎骨などの硬組織の損傷だけでなく軟組織の損傷を合併しており，歯肉部の挫傷，裂傷，腫脹および出血をみる（図2，3）．口腔あるいは顎，顔面は血管が豊富な部位であるため出血しやすく，損傷の程度や出血部位が確認しにくいことがある．
　受傷は予期せず突発的に生じるため，緊急処置が要求される．そのため，知識や経験がないと対応に苦慮してしまう．また，後方支援病院に紹介するにしても，出血創の確認あるいは止血処置など処置しうる範囲で対応はしなければならないはずである．このような点からも，冷静に対応できるよう十分に理解しておく必要がある．

治療計画

　骨折片は加わった外力の方向に変位する．また，歯槽骨骨折は歯と歯槽骨が一体になって変位をきたすので骨折のおおよその範囲は，骨片内にある歯を触診すれば骨折範囲に含まれる歯が同時に動揺するので，比較的診断しやすい．また同部は，触診すると圧痛を訴える．一般に，根尖部に重なることがあるため，X線診査ではわかりにくい場合が多い（図4）．外傷歯が多数歯にわたる場合は歯槽骨骨折の併発を疑う．また歯の変位がないのに咬合異常があるような場合は，骨体部の骨折が疑われる．一般に歯槽骨骨折は顎骨骨折と合併していることが多いので，その鑑別が必要である（図5）．
　歯肉，口唇，口底などの粘膜には内出血，擦過傷，裂傷がみられ，可動粘膜部，特に口底側，口腔前庭側では著しい．歯肉は非可動性であるため裂傷になる場合が多い．これは歯肉粘膜下の線維性結合組織と強固に付着している骨が破断するからである．したがって骨片の変位により断裂したり，骨の露出あるいは出血をみる場合，損傷の正確な診断を妨げることがある．
　また歯が脱落している場合は歯槽骨が粉砕骨折している可能性が高いため，局所麻酔による除痛と止血を行いながら，骨折の範囲や損傷の程度を確認する．
　診断がついたら，可能な限り早く処置することが望ましい．外傷歯に損傷があった場合の歯槽骨骨折は若干複雑になるが，脱臼・脱落歯の処置に歯槽骨の骨折処置が加わったと考えればよい．手技としては，脱臼・脱落歯と同時に骨折部を整復し，適切な固定を行えばよい．
　基本的には骨折している歯槽骨を徒手整復し，線副子で固定する．歯の外傷，脱落，顎骨骨体部骨折，軟組織損傷を合併していれば，それらの処置も同時に行う．
・整復固定の考え方
　整復，固定は骨折範囲が小さく変位も少なく，外力が比較的加わりにくい部位では徒手整復し，接着性レジンによる固定，ダイレクトボンディング法などで固定すれば治癒が期待できる．
　歯の脱臼などを伴い，骨片の変位が大きい場合は，顎間牽引や床副子を利用して整復や固定を図る．また，骨縫合，囲繞結紮，プレートによる固定については骨体骨折に準じて行う．

外傷歯ならびに周囲組織に対する処置　歯槽骨骨折

図1〜5　外傷歯，周囲組織損傷の様相

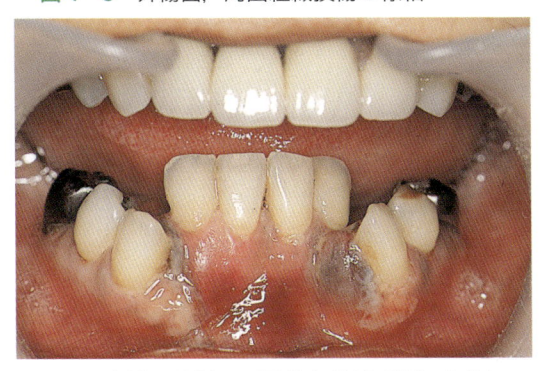

図1　歯槽骨骨折．下顎前歯部が舌側に変位している

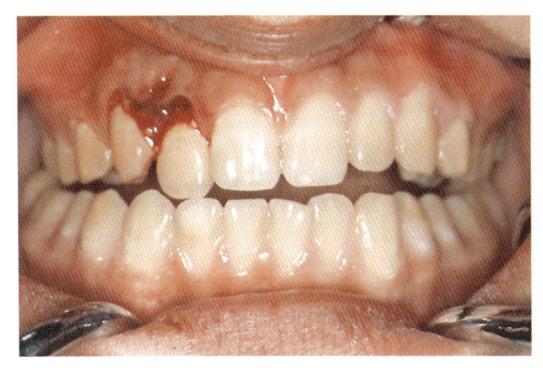

図2　歯槽骨骨折に伴う症状．歯肉溝からの出血がみられる

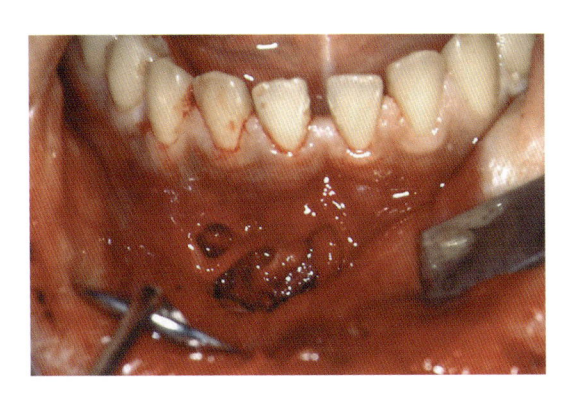

図3　歯槽骨骨折に伴う症状．粘膜が裂開し，歯槽骨の一部が露出している

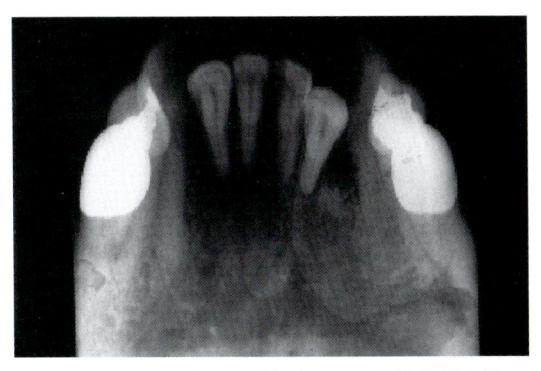

図4　歯槽骨骨折のX線所見．下顎前歯部歯槽骨骨片が舌側に変位している

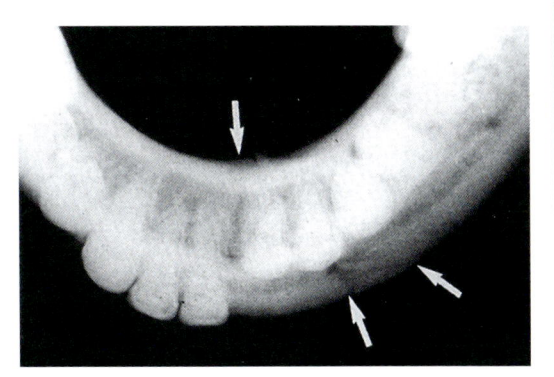

図5　顎骨骨折を併発．下顎下縁に骨折線を認める

術　式　① 開放創がない場合

1）外傷歯の整復固定

　受傷からの経過が短い場合には，まず創部を消毒し，局所麻酔下で手指による徒手整復を行う．変位した骨折片はゆっくり，正しい位置に向かって整復していく．正位置に整復した後は骨折片を固定する．

　ほとんどの場合は，隣接歯同士で固定する顎内固定（図6, 7）で十分であるが，必要があれば顎間固定を行うこともある．また骨折が複雑な場合や徒手では十分な整復ができない場合には，副子（シーネ）を固定源としてエラスティックバンドやワイヤーを用いて牽引整復（図8, 9）する．陳旧症例や粉砕骨折では骨縫合，囲繞結紮，プレート固定など観血的に整復固定（図10, 11）を行うこともある．

　軟組織に損傷を認める場合には，まず損傷部を縫合する．縫合あるいは止血後，隣接歯との固定を行う．

2）咬合の確認

　正位置に整復されても咬合関係が微妙に変化することが多い．そのため，咬合を確認し，咬合調整を行う．

3）術後処置と注意事項

　経過観察中に歯髄壊死が明らかになった場合は根管処置を行う．特に骨折線上の歯は歯

図6, 7　歯槽骨骨折の固定方法．多くは隣接歯同士での顎内固定で十分である

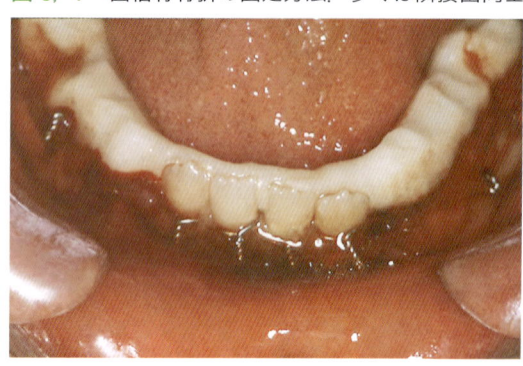

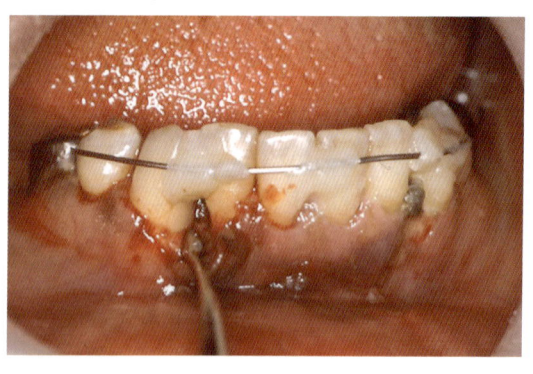

図8, 9　エラスティックバンドやワイヤーを用いた牽引整復

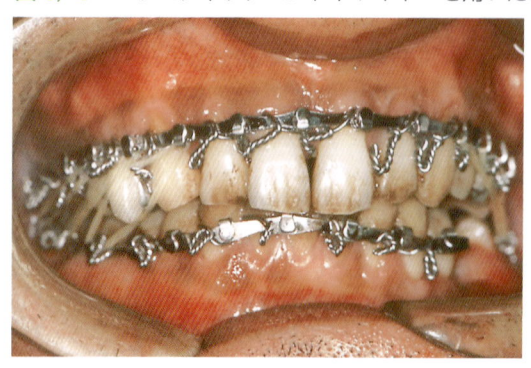

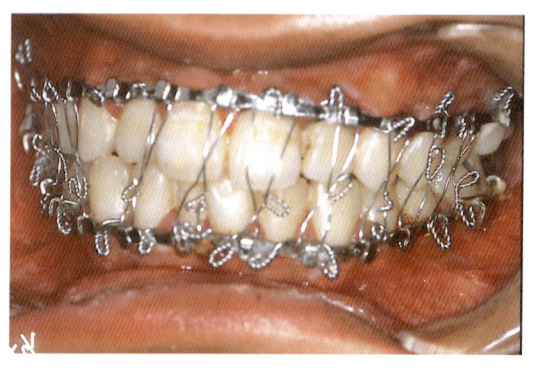

図10, 11　プレート固定．骨体部に骨折を認め，ミニプレートで整復固定

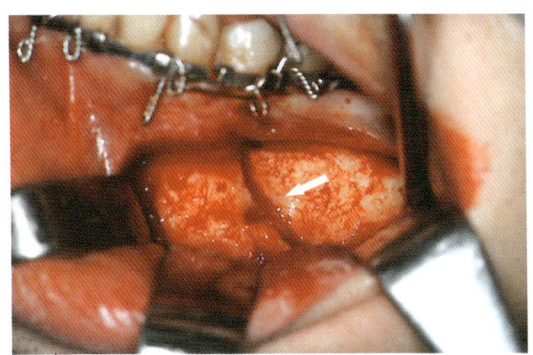

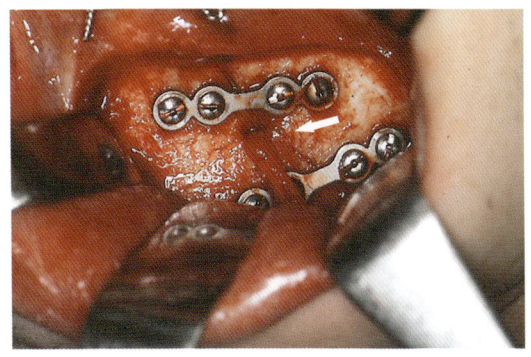

髄壊死に陥ることが多いので，臨床症状やX線写真で十分な経過観察を行う必要がある．

術式　② 開放創がある場合

1) 軟部損傷の処置

骨折部周囲粘膜に裂傷がある場合は同部に浸潤麻酔を施し，粘膜断裂部を切創部として切開し，丁寧に剝離する．剝離は骨片が完全に遊離しないように慎重に行う．壊死組織，血餅，あるいは遊離した微小骨片などは搔爬して，生理食塩水で洗浄する．これらの処置が終了したら，切創部を縫合する．

2) 外傷歯の整復固定

局所麻酔下で歯と歯槽骨を同時に徒手整復する．

3) 咬合の確認

正位置に整復されても咬合関係が微妙に変化することが多い．そのため，咬合を確認し，咬合調整を行う．

4) 術後処置と注意事項

術後約4週に固定を除去する．
その後も，十分に経過観察を行っていく必要がある．

偶発症

骨折片の整復のみに重きをおくと咬合不全を後遺する可能性があるため，可能であれば術前の咬合状態の確認を行い，筋による二次性骨折片転位を念頭におき整復固定を行う．
術中に，壊死組織や微小骨片を取り残すと術後の感染の原因となるため，十分な搔爬と洗浄を行う．経過観察中に骨折線上の歯の歯髄壊死を放置すると，感染の原因となる．このため経過観察中には必ずEPTを行い，歯髄の生死を確認する必要がある．

■ 小手術の実際

歯槽骨骨折整復固定

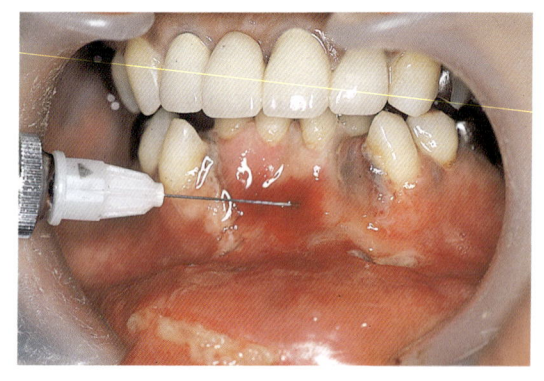

1 創部を消毒した後，受傷部周囲に浸潤麻酔を行う．開放創の場合は異物が迷入したり，不潔になっていることがある．このような場合は浸潤麻酔後，同部を徹底的に搔爬・洗浄する

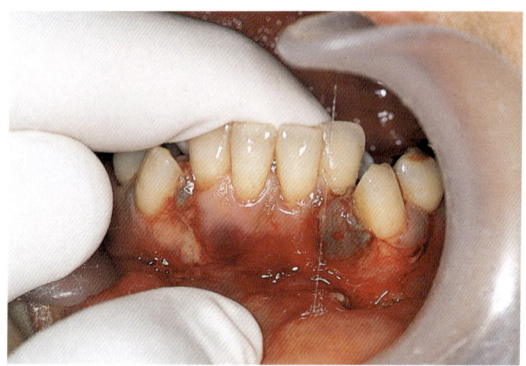

2 変位した骨片を徒手整復する．方法はまず右手指を唇側に置き，舌側に変位した骨片を支えながら，次に左示指，中指で骨片を唇側方向に，正位置まで牽引，誘導していく

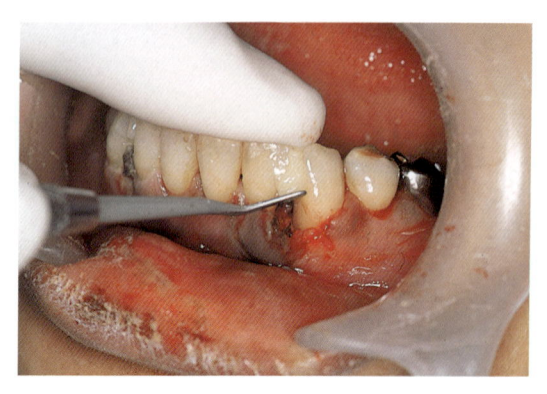

3 正位置まで牽引，誘導したら，顎内固定を容易にするため，左右の骨片断端の歯と隣接する歯を光重合レジンで接着，固定する

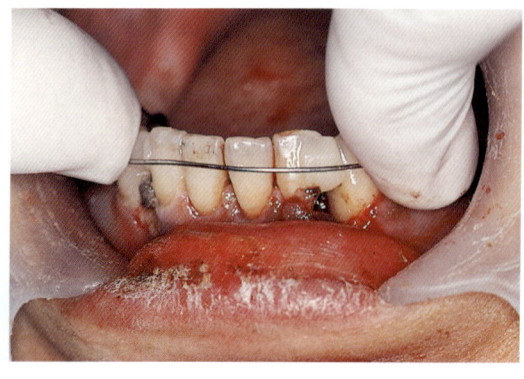

4 次に，固定するワイヤーを試適し，適合がよければ，ワイヤーを光重合レジンで固定する．ワイヤーは固定源となる歯の2歯分以上延長させる

5 手指でワイヤーを圧接しながら，光重合レジンで接着固定する．接着する箇所は1歯間隔程度で十分である．固定源となる歯のワイヤー固定は特に堅固に行う

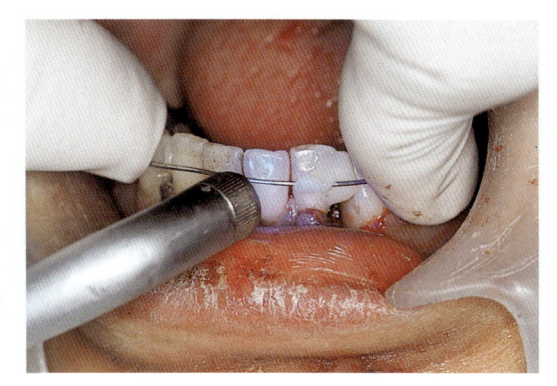

6 余剰部をホワイトポイントで研磨する

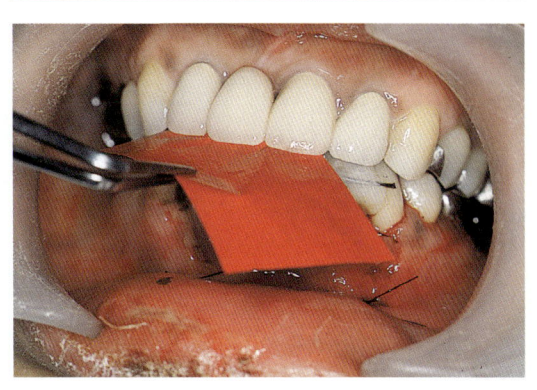

7 さらに早期接触を避けるために咬合状態を確認する

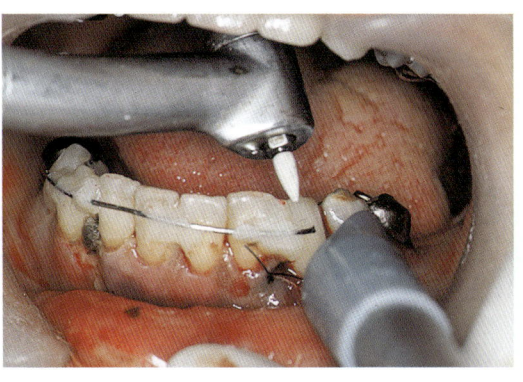

8 接触の強い部分を削合する．骨片の変位によって微妙に咬合状態が変化することが多い．不快事項を継発させるので咬合調整は十分行ったほうがよい

小手術の実際

歯の移植処置

疾患の特徴

　歯の移植や意図的再植は長い歴史があるにもかかわらず，日常的な治療行為としてはあまり行われていない．その理由を探ると，移植された歯は早晩歯根が吸収する運命にあり，早くて数カ月，長くても4～5年で脱落するといわれているからである．また最近は，インプラントが欠損補綴に多く用いられていることも大きな理由であろう．

　歯の移植は根未完成歯移植と根完成歯移植に分けられる．

　一般的に根未完成歯の移植のほうが予後が良いが，若年層に限られるため適応範囲が狭い．一方，根完成歯は適応範囲は広いが，必ずしも根未完成歯より優れているとは言いがたい．これは根未完成歯の場合は，移植床に生着して歯根が発育する過程のなかで，歯根膜も同時に生育していくと推察されるが，根完成歯の場合はこの過程がないため，歯根膜がうまく生着しないと，周囲骨と癒着が生じ，歯根吸収が速まるためである．しかし手術の難易度については，根完成歯のほうが歯根が完成しているため扱いが容易であり，これを利用することで少なくとも一定期間は天然歯として機能することは臨床上有益であるといえる．

　ここでは，根完成歯移植について解説する．

治療計画

　移植を選択する理由または条件を下に示す．

・ブリッジ・義歯・インプラントなどと比較して明らかに移植に利点が認められる場合．たとえばブリッジは健全歯であっても切削を要し，またその支台歯は喪失歯の負担を補わなければならないため寿命の短縮も危惧される．また局部床義歯は鉤歯の負担に加えて違和感や精神的負担も強い．
・全身的問題がなく，移植に対して協力的であること．年齢は一般的に若いほど予後が良い．
・移植歯は，口腔内の機能に関与していない歯で単根未完成歯が理想的である．また根尖孔の直径が1 mm以上で歯根膜には機械的損傷が少ないほうが予後が良い．歯根の完成度とすれば3/4～4/5程度で，根尖孔が開いているほうが良い．根がほとんど完成していて，根尖孔がほとんど閉鎖されていれば，大部分のケースで歯髄壊死を起こす．このような場合には，移植後に歯髄処置が必要になる．
・移植床は移植歯根との適合状態が良好なほど予後が良い．

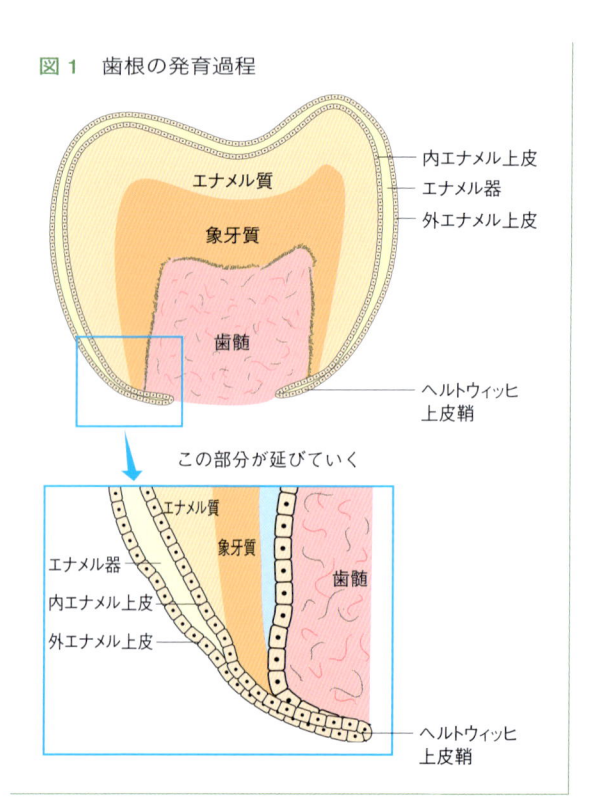

図1　歯根の発育過程

図2 根未完成歯と根完成歯における，移植後の一般的な推移

根未完成歯

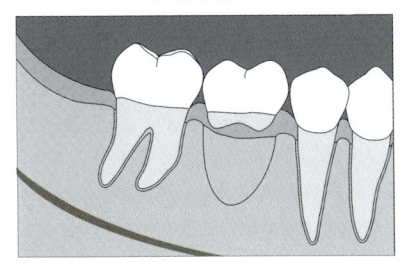

移植直後

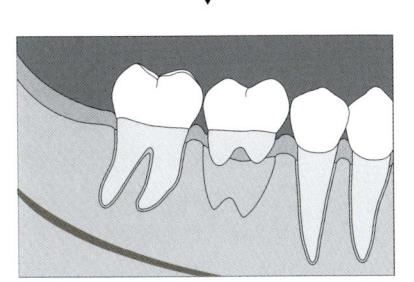

▼

移植された歯は，歯根がまだできていない

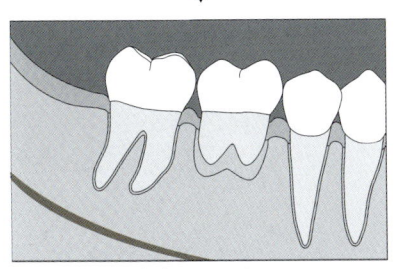

▼

徐々に歯根が完成されてくる

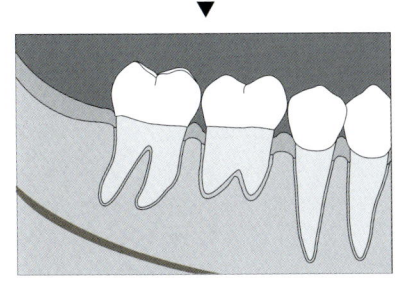

▼

歯根が完全に完成した

根完成歯

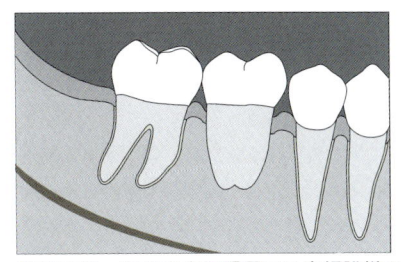

移植直後．移植歯歯根周囲には歯根膜様のX線半透過像

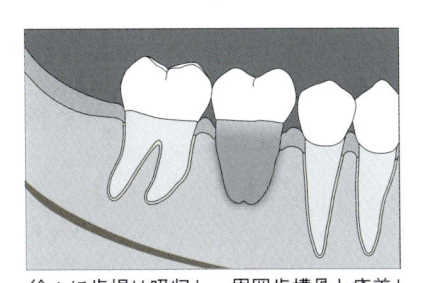

▼

徐々に歯根は吸収し，周囲歯槽骨と癒着した状態

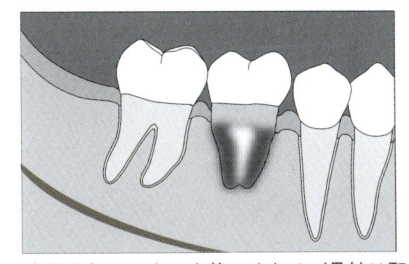

▼

歯根吸収はますます著しくなるが骨植は堅固

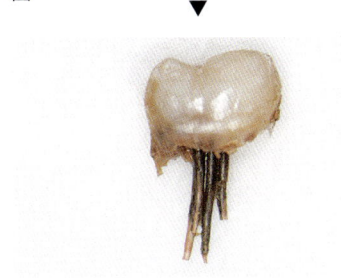

▼

歯根が吸収し脱落した（移植後9年）

術式

1）移植歯の選択

一般的には図 3a, 3b のような状態の患歯と移植歯が想定される．患歯と移植歯のどちらを先に抜去するかは，移植歯の歯内療法が行われるか否かで異なる．

処置前に X 線写真上および模型上で患歯と移植歯の歯根長，歯冠幅径などを計測し移植に適切か否かを十分に検討しておく．

2）局所麻酔

抜去する歯の周囲に浸潤麻酔を行う．下顎智歯の抜去については必要に応じて伝達麻酔を併用する．必ずしも，予後を左右する因子になりえないが，血管収縮薬により移植部の血流を阻害する可能性があるため，伝達麻酔下で行うことをお勧めする．

3）抜歯，移植床の形成

通法に従い移植歯，患歯の抜歯を行う（図 3c）．移植歯は歯根膜をなるべく傷つけないように抜去する．

患歯を抜去後，移植歯の形態にあわせて根間中隔を破骨鉗子で除去する（図 3d）．

4）移植床への適合，固定

移植床形成後，移植歯を移植床に適合させる．移植歯の位置，深さは，移植床歯槽縁と移植歯歯頸線が一致することが理想である．移植床に十分適合しなければラウンドバーで歯根形態に合わせ移植床を追加形成する（図 3e）．

移植歯の位置設定が終了したら，X 線写真で適合性を観察する．歯頸線の位置や深さが適切なら，歯冠部の手指での軽い圧迫で，移植歯が移植床の適切な位置に安定することが多い．安定が得られない場合には，移植する歯の形にこだわらなければ，移植歯を回転させると，安定が得られることがある．咬合関係は強くせず，わずかに低位とする（図 3f）．

移植歯の臨床経過を左右する要因は，歯・歯根膜の汚染と安静にある．特に歯根膜表面の汚染は歯根吸収を惹起し，咬合力などの過重負担は固定の妨げになる．

移植歯が浮き上がらないように行う固定では，移植歯を歯肉と可能なかぎり密着させるため，絹糸での縫合固定が望ましい．また，固定は歯冠部での交叉縫合が一般的である．確実・不動固定を望む場合には，削合した咬合面にグルーブを付与し，隣在歯と接着性グラスアイオノマーまたは光重合レジンで暫間固定することもある．

5）歯内療法

根完成歯の移植の場合，術後の歯髄壊死が避けられないため，歯内療法を行う．

歯根吸収は術後 4～8 週で発症する可能性が高いため，歯内療法は移植後 3 週前後に開始するとよい．通法に従い根管の拡大・清掃後，貼薬には水酸化カルシウムを用いる．その後 1 カ月ごとに X 線写真による経過観察と貼薬交換を行い，移植 3 カ月後にガッタパーチャポイントによる最終根管充填を行う．

6）術後処置と注意事項

固定中に患歯に咬合圧が加わらないための咬合調整が重要である．対合歯が挺出している場合もこれを削除する．

図3 歯の移植の術式

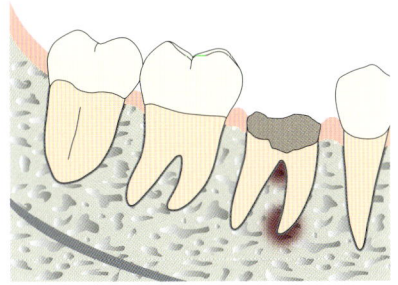

a この状態が移植歯としては最も理想的である

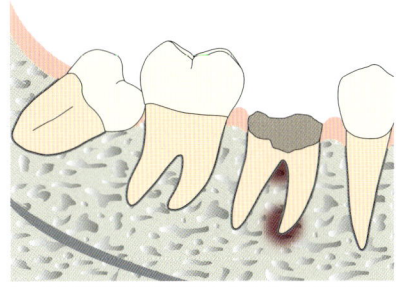

b この状態も移植の適応となるが、歯根膜の損傷に十分注意しながら抜去する

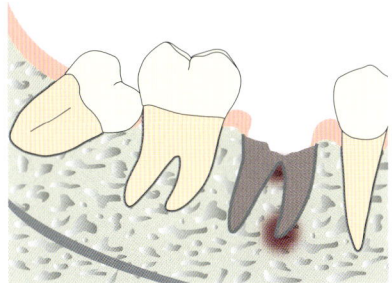

c まず、患歯を抜去する

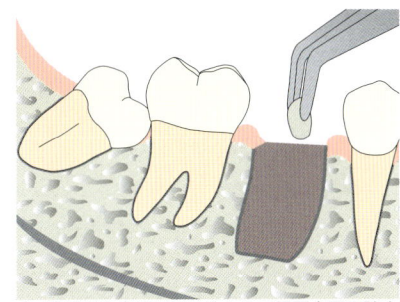

d 移植歯の歯根形態に合わせて根間中隔を除去

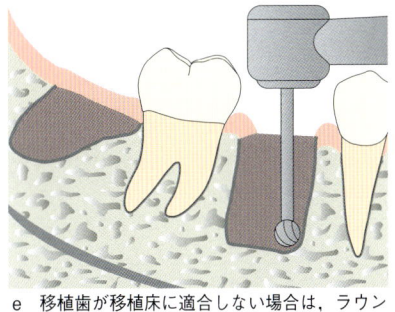

e 移植歯が移植床に適合しない場合は、ラウンドバーで形態修正

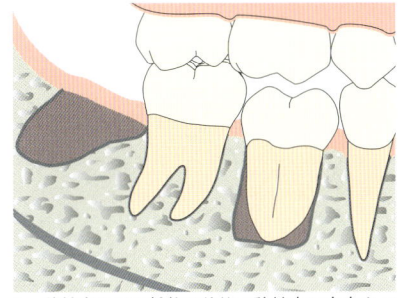

f 移植歯はやや低位の状態で移植床に安定させる

偶発症

歯根の形態は抜歯の難易度と受容側歯肉弁との適合度の2点で予後に影響を及ぼす．複根歯，弯曲歯，根肥大歯などは，抜歯時に歯根膜に損傷や歯根破折などを生じる可能性がある．複根歯でルートトランクが短い歯や歯根面にグルーブが存在する歯などは，移植歯と受容側歯肉弁の適合が悪くなり，歯頸部での一次治癒が困難になることがある．これらのリスクについて術前に十分に患者に説明する．移植床の窩壁と移植歯の歯根面が近すぎる場合，歯根膜の損傷部位でアンキローシスを起こしやすい．移植床が大きすぎる場合は，歯肉結合組織が歯根面と窩壁の間に増殖，侵入する可能性がある．

■ 小手術の実際

根完成歯移植

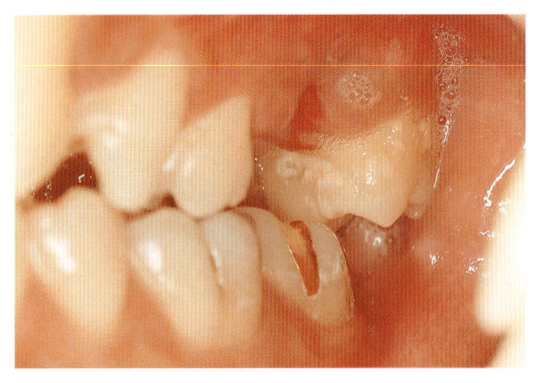

1 ⌊6 は残根状態で保存不可能であったため，抜歯後，智歯の移植を計画した

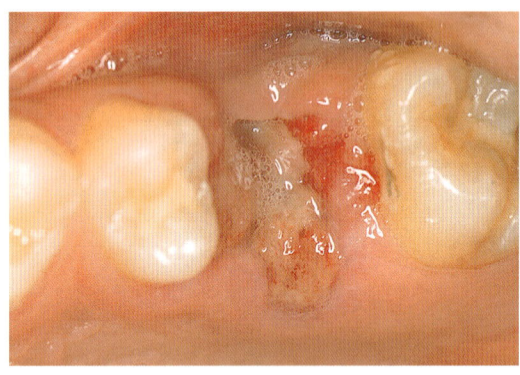

2 患歯は肉芽により被覆されている．これを局所麻酔下にて抜歯した

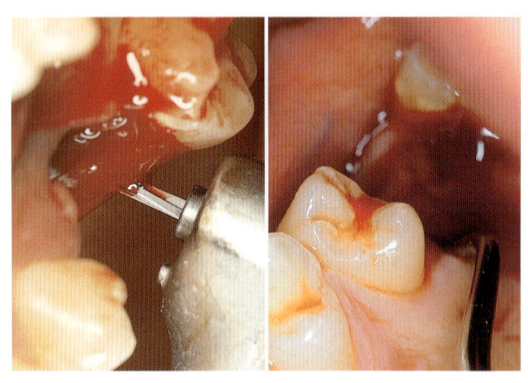

3 移植歯の形態に合わせて移植床を形成した

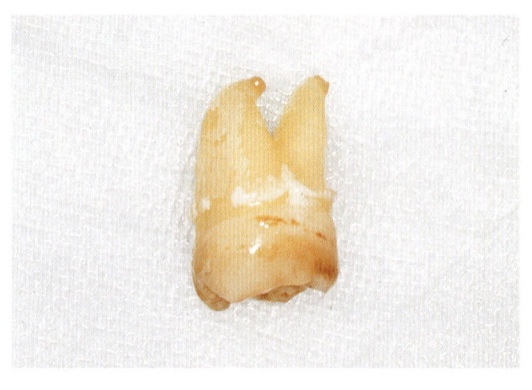

4 移植歯となる⌊8 は歯根が完成していて，歯冠周囲に汚染がみられる

5 根完成歯は歯髄壊死を起こすため，移植前に根管治療を施し，続いて歯根膜表面の汚染を除去した

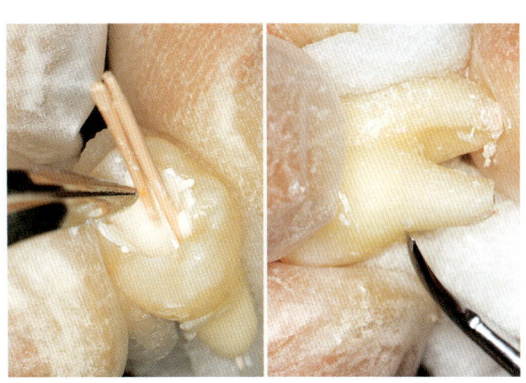

6 移植歯を移植床に安定させる．安定が得られない場合は歯軸を中心に回転させることにより比較的容易に安定が得られることが多い

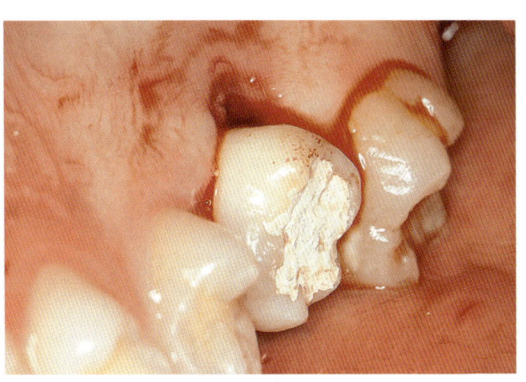

7 移植歯を歯肉と密着させるため，絹糸を用いて縫合固定を行った

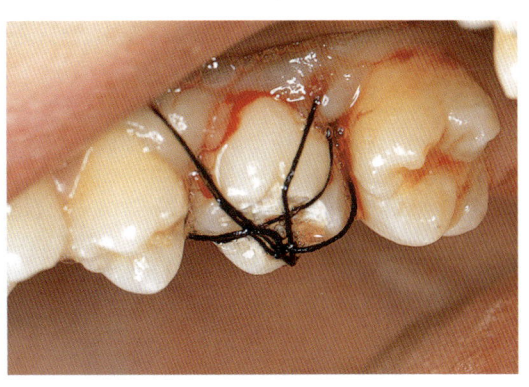

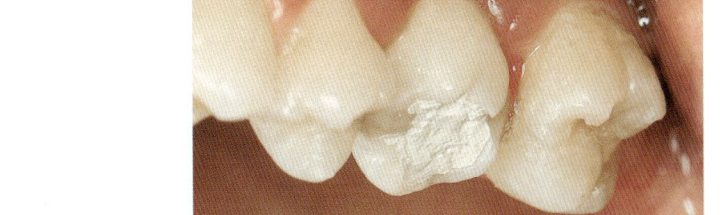

8 約3週間の固定の後，抜糸した

小手術の実際

唾石に対する処置

疾患の特徴

　唾石は，唾液腺体または導管内に生じた石灰化物である．形成される機序については不明であるが，脱落上皮，迷入異物，細菌などが核になり，同心円状に増大しながら形成されていく．
　唾石の存在によって唾液がうまく排泄されないと，唾液腺が腫れたり痛みを自覚したり，また細菌感染により炎症を惹起させることがある．典型的な症状としては唾液の分泌が盛んな食事中に唾液腺（主に顎下腺）部が腫脹したり，激痛（唾仙痛）を自覚する．これらの症状は，食後しばらくすると元に戻り，繰り返す．唾石の好発部位は，唾液分泌量が多いことや粘稠度の高い唾液を分泌することから，顎下腺が最も多く，耳下腺や舌下腺はまれである．
　患者は成人であることが多い．小児の場合は唾液分泌量が多いため，唾石が形成され始めても，自然排出されている可能性がある．
　本疾患は，日常臨床で頻繁に遭遇するものではないが，歯科口腔外科を標榜する場合，ときに遭遇する疾患である．特に導管前方に存在する唾石の摘出は，術式さえ誤らなければ比較的容易である．この機会にぜひ習得していただきたい．

治療計画

　治療計画は，唾石の位置（腺体内なのか腺管内なのか），また数（1個なのか数個なのか），大きさなどの診断結果によって，若干異なってくる．
　診断方法は，導管内唾石では双手診または開口部からの涙管ブジーの挿入によって，その大きさ，形態，位置が比較的容易に確認できる．咬合法でX線撮影を行えば唾石の確認が容易で，確定診断が可能である（図1）．しかし，腺体に近づくほど手指でも口腔内からは触れなくなるため，パノラマX線撮影が必要になる（図2）．腺体内にあり，しかも小さい唾石の場合は，造影やCT撮影が必要なこともある．
　したがって，唾液腺の頻回の腫脹，唾仙痛がある場合はまず唾石の存在を疑い，双手診とX線撮影によって十分精査する必要がある．それでも確定できない場合には専門医に依頼すべきである．
　治療は，導管内にある小さな唾石であれば自然に排出されてくることもあるが，通常は摘出を行う．顎下腺の場合は，開口部に近ければ近いほど簡単で，開口部より一部が露出している場合には鑷子で摘出することも可能である．
　急性炎症が存在する場合には，十分に消炎してから摘出を行う．導管と腺体との移行部に存在し，すでに腺の機能を失っている場合，あるいは腺体内唾石で慢性炎症が持続し，硬化性顎下腺炎に移行している場合には，腺体の摘出を行う．
　唾液腺の摘出が必要な腺体内唾石の場合は通常，全身麻酔下で行う．日常の臨床で耳下腺および顎下腺摘出手術を行うことはないため，ここでは局所麻酔下で処置が可能な顎下腺導管内唾石の摘出について解説する．

唾石に対する処置

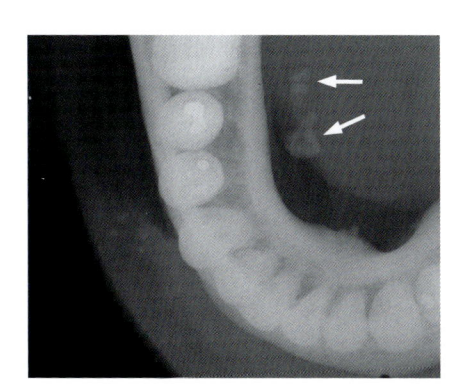

図1　咬合法による唾石の確認

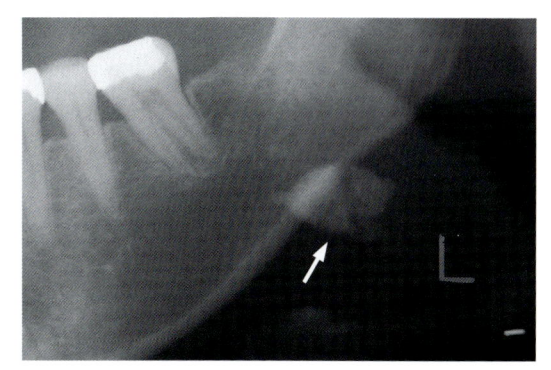

図2　パノラマX線写真による唾石の確認（腺体内唾石に多い）

> ### 顎下腺摘出
>
> 　唾液腺の摘出は通常全身麻酔下で行うため，ここでは参考までに紹介する．
> 　体位は仰臥位で，頸部を十分に伸展させる．皮膚切開線は下顎下縁より1横指下方に設定し，広頸筋まで切離したら皮弁とともに翻転させる．そこでみられる顔面動静脈を，顔面神経の損傷に注意しながら結紮・切断する．
> 　顎下腺を被膜外に剝離し，顔面静脈の分枝を結紮・切断し，さらに顎下腺下部の舌静脈の分枝を結紮・切断する．ここで顎下腺を顎二腹筋より剝離する．さらに顎下腺動静脈を結紮・切断して顎下腺を周囲から剝離する．さらに顎舌骨筋を前方に牽引して，舌静脈，舌下神経，舌神経，顎下神経節に注意しながら，顎下腺管を周囲より剝離する．顎下腺管は開口部付近まで追って結紮・切断する．
> 　摘出後，なるべく死腔を作らないように縫合閉鎖し，皮膚はナイロン糸で縫合してドレーンを挿入する．縫合部はガーゼにて圧迫固定する．ドレーンは2～3日で除去し，1週間後に抜糸を行う．

術　式

1）局所麻酔

まず，唾石周囲の軟組織に浸潤麻酔を行う．

操作は通法に従い行えばよいが，この際，表層に局所麻酔薬を注入すると，軟組織が膨張して双手診による唾石の確認の妨げになる．

したがって，局所麻酔薬の注入は必要最小限量とする．目安としては1 mlもあれば十分で，それ以上注入するならば組織の膨張を見ながら調整するとよい．

2）舌の挙上

摘出に先立ち，視野を確保するために舌を挙上する（図 3a）．舌尖部に少量の局所麻酔を行い，3-0または4-0の絹糸を通して牽引するのが一般的である．舌圧子や鉤を用いて挙上してもよい．

さらに，唾石遠心側の導管にも絹糸を通して導管を牽引することで，唾石の腺体側への移動を防止でき，操作が容易になる．

また，涙管ブジーを開口部から挿入することにより，導管の走行確認と唾石先端の挙上が行え，処置がさらに容易になる．ただし，ブジーの挿入には技術が必要となる．なかなか挿入できない場合は組織の損傷を招き，無駄に時間を費やすことになるので，無理に行う必要はない．

3）切開，唾石の摘出

・導管前方部に存在する場合

唾石遠心側の導管にかけた絹糸を挙上し，唾石直上の粘膜を切開して導管を露出させる．

この際の切開は，唾石の長径よりやや大きい程度の必要最小限とする．さらに，舌下腺の損傷を避けるために舌下ヒダの内側を切開する．切開により導管が確認できれば，さらにその唾石直上を切開する（図 3b）．唾石は脆く崩壊しやすいことがあるので，導管の切開には圧をかけず，メスホルダーの重みを指に感じる程度に力を抜いて切開するのがよい．導管の切開で唾石が十分に露出したら，鑷子または鋭匙で唾石を壊さないよう注意しながら慎重に摘出する（図 3c）．

摘出後の導管部に唾石の小片が残存していないことを十分に確認し，さらに膿汁の貯留がある場合は生理食塩水で洗浄する．

縫合は粘膜切開部のみに行い，導管切開部は縫合しなくても唾液の流通は再開される．したがって，粘膜部を緊密に縫合する（図 3d）．

・導管後方部に存在する場合

唾石が導管後方部に存在する場合は，顎下腺を挙上するため，顎下部を手指で圧迫する（図 4a）．

この場合，可能であれば涙管ブジーを挿入したい．これは，ブジーの挿入により唾石の位置を確認しやすくなるためである（図 4b）．ブジーにより唾石の位置が確認できたら，導管前方部の唾石の場合と同様に唾石直上の粘膜を切開し，導管を露出させる（図 4c）．この際，導管後方部に唾石が存在する場合は，ある程度深層に対してアプローチをしなければならないため，舌動脈，舌神経，舌下動脈，舌下神経，舌下腺に注意する．粘膜の切開後は鈍的に剥離し，導管を確認する．導管が確認できれば，さらにその唾石直上を切開する．摘出の際は顎下腺を前上方に圧迫しながら行

図3 導管前方部に唾石が存在する場合の摘出術

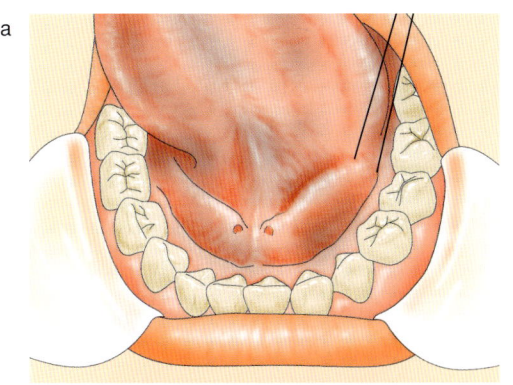

a

舌を上方に牽引し，さらに唾石が腺体側へ移動しないように導管を含めて周囲組織に糸を通し，上方に牽引する

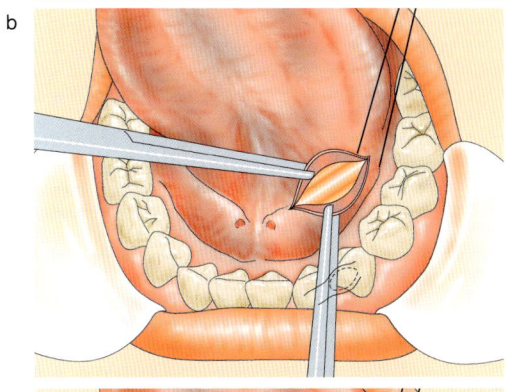

b

唾石直上の粘膜を切開して導管を露出させる

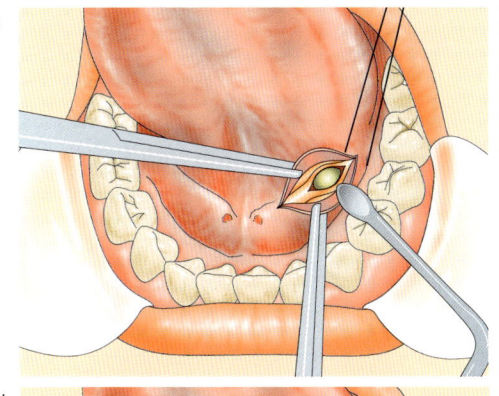

c

導管を切開して唾石を露出させる．十分に露出したら鑷子や鋭匙を用いて摘出する

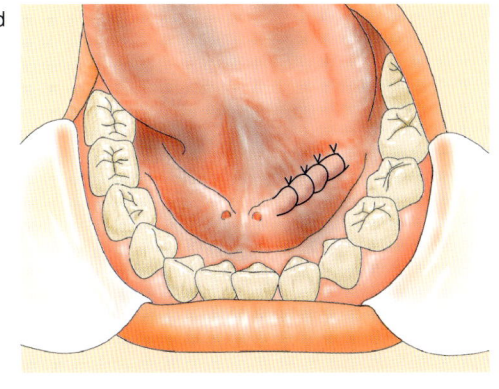

d

導管内に唾石小片がないことを確認して，粘膜部を緊密縫合する

うと摘出しやすい．

摘出後は，導管前方部の処置と同様，唾石の残存がないことを確認し，排膿がある場合は生理食塩水で洗浄する．

縫合も粘膜切開部のみを緊密に縫合するが，炎症などにより導管の狭窄がみられる場合は，導管切開部にドレーンを留置することもある（図 4d）．

4）術後処置と注意事項

摘出術は水平位よりも座位のほうが助手の介助が行いやすい．局所麻酔薬の量が多すぎると，唾石の触知が困難となるため注意が必要である．

術中，助手は口腔外より一定の力で口腔底を押し上げ，双手診のように術者が口腔内から唾石を触知できるようにする．唾石は石灰化物であるが，比較的脆いので摘出の際には口腔内に落とすことなく一塊として摘出することが望ましい．

必ず術前のX線写真と比較し，同等の大きさ，形であることを確認する．また術後に取り残しがないか，再度X線写真にて確認することが望ましい．

術後の注意事項は，抜歯などの外来処置と同様である．術後は抗菌薬，鎮痛薬を処方する．

抜糸は術後1週間に行う．

偶発症

術後には，一過性の嚥下障害が生じる．ワルトン管損傷による唾液瘻，唾液の排出障害，導管深部に唾石が存在する場合（腺体移行部）は，動脈を損傷する可能性がある．

また，術中にゾンデなどを不用意に導管内に挿入すると，腺体移行部に存在する唾石を腺体内に押し込んでしまうので注意が必要である．

最も避けたい偶発症は，舌神経の損傷である．導管深部の唾石摘出を行う場合には，舌神経を損傷すると患側の舌の知覚麻痺を起こすことになる．

偶発症については術前に十分説明し，仮に偶発症状が発現した場合，すみやかに高次医療機関，口腔外科あるいは歯科麻酔科に対診する必要がある．

唾石に対する処置

図4 導管後方部に唾石が存在する場合の摘出術

a

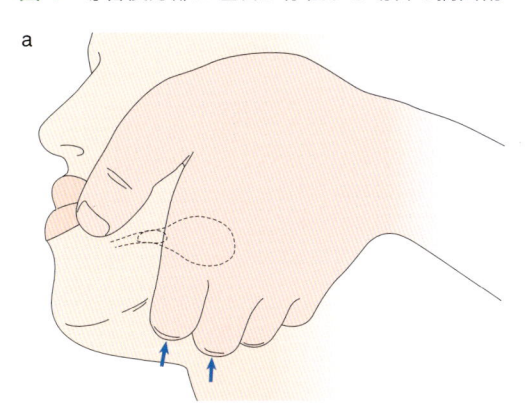

腺体を含めて顎下部から手指で圧迫挙上する

b

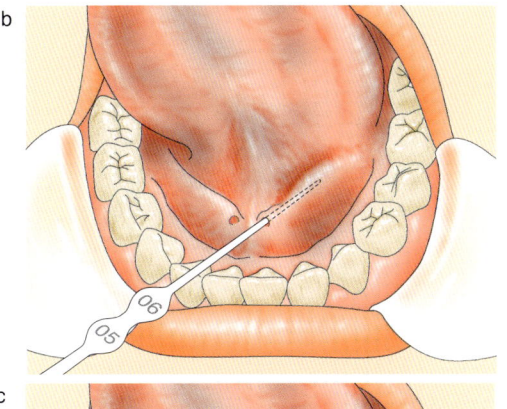

開口部より涙管ブジーを唾石のある位置まで挿入し，先端を挙上して粘膜を切開する

c

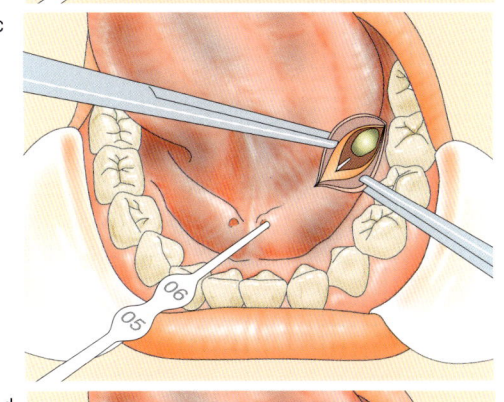

周囲組織を鈍的に剝離して導管を露出させ，導管を切開して唾石を摘出する

d

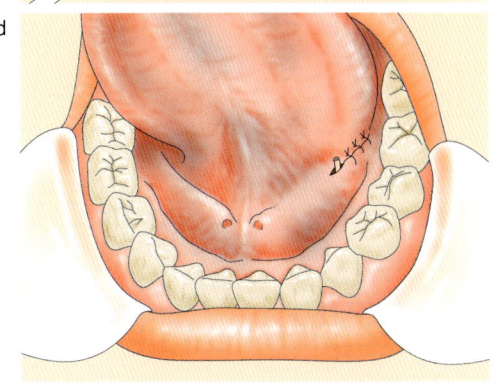

唾石小片がないことを確認して，粘膜部を緊密縫合する．必要に応じてドレーンを挿入する

唾石摘出

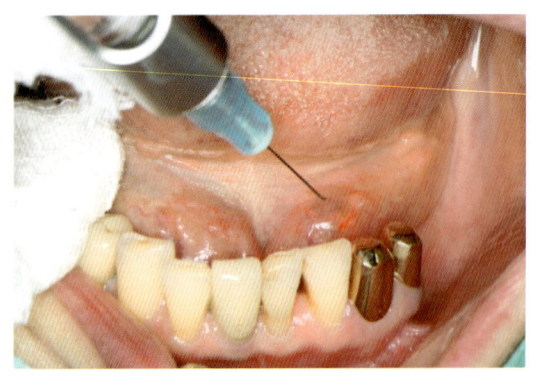

1 当該部の軟組織が膨張しないように注意しながら浸潤麻酔を行う

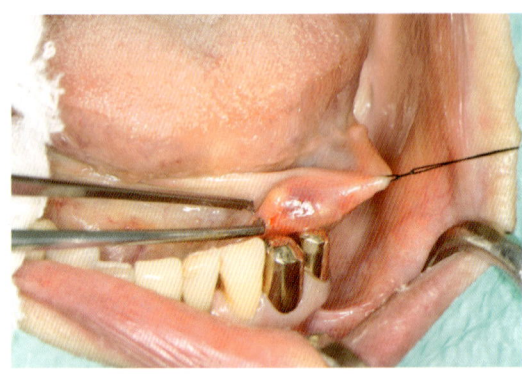

2 唾石が後方に移動するのを防止するため，絹糸を通して導管を含めて挙上する

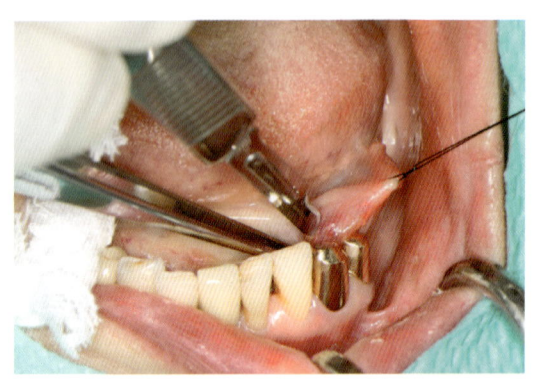

3 唾石後方部に通した絹糸を牽引挙上しながら緊張させ，唾石直上の粘膜を切開する

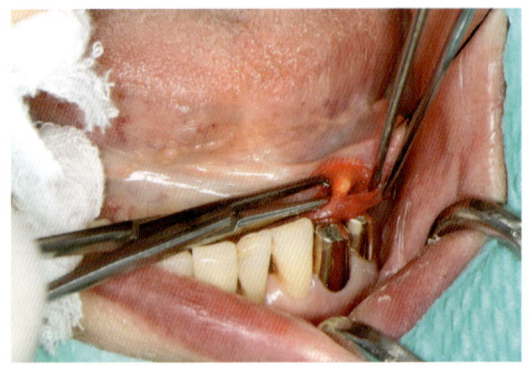

4 周囲組織を鈍的に剝離して導管を確認し，唾石直上の導管を切開して唾石を露出させる

唾石に対する処置

5 さらに導管を切離しながら唾石を周囲組織から遊離させる

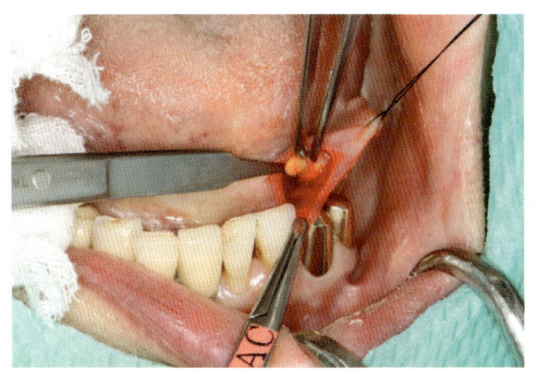

6 唾石を破壊しないように中心部をしっかり把持して，鑷子で唾石を摘出する

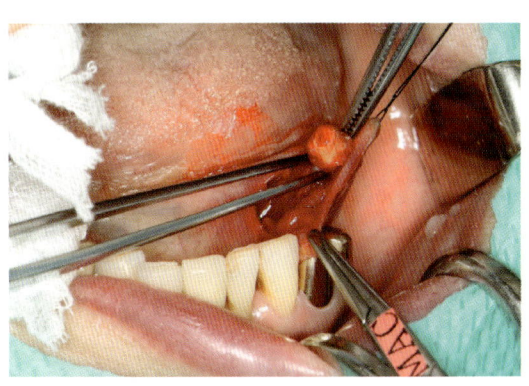

7 本例は導管が狭窄していたため，唾石前方の導管を切離し，その断端部を粘膜に縫合し，口腔外に流出させるようにした

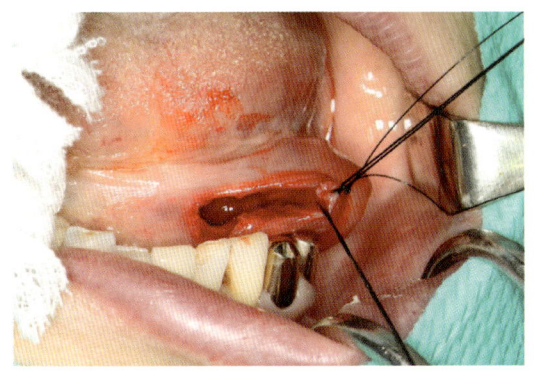

8 創部にはドレーンを留置し，粘膜切開部のみを緊密に縫合する

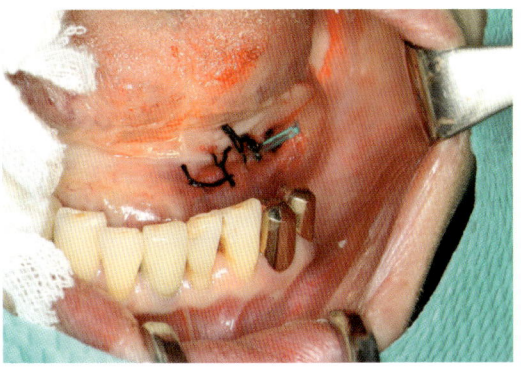

小手術の実際

口腔上顎洞瘻に対する処置

疾患の特徴

　上顎大臼歯の抜歯を行う際，X線診断で歯根あるいは根尖病巣が上顎洞に近接したり，交通が疑われる所見がしばしば確認される．このとき十分注意を払って抜歯を行ったにもかかわらず，上顎洞に穿孔し歯根が迷入してしまうことがある．この際，穿孔が小さいときは自然閉鎖するが，大きいときは閉鎖術を行わなければならない．一般に口腔瘻の大きさが5mm以上であった場合は，閉鎖術の適応が考慮される．口腔上顎洞瘻が閉鎖されなかった場合，患者は「抜いたところから空気が漏れる」「鼻から水が漏れる」などの不快症状を訴える．

　上顎洞の穿孔あるいは口腔上顎洞瘻は日常臨床でも遭遇することが少なくないが，ほとんどの場合は自然閉鎖するか，縫縮だけで閉鎖することが多い．ここでは口腔上顎洞瘻を形成した場合あるいは予測される場合に備えて，閉鎖のための術式について詳細に解説する．

治療計画

　抜歯時に上顎洞に穿孔して交通した場合でも，肉眼的には観察されないことがある．穿孔したか否かの診断法は，鼻をつまんで，鼻から呼気を出させ，抜歯窩から呼気が流出するかどうかの確認を行う．しかし上顎洞炎などが存在する場合は上顎洞粘膜が肥厚しているため，必ずしも呼気が流出するとはかぎらない．そのため，X線撮影を行い，上顎洞との交通，陰影像などを確認することが重要である．

　上顎洞内に炎症が存在するか否かが重要なポイントだが，いずれの場合でもゾンデ先端がかろうじて挿入できるような穿孔（2～3mm程度）であれば自然閉鎖する可能性は高い．しかし将来的に自然閉鎖の可能性が低いと思われる場合には，最小限の処置として縫縮による完全閉鎖を心がけるほうが無難である．

　また辺縁を縫合し抜歯創をパックあるいはシーネで外来刺激から保護し，口腔と上顎洞を遮断すれば，ほとんどの場合において閉鎖する．抜歯窩に局所止血材や抜歯創用保護材を挿入し，辺縁を縫合するだけでも比較的容易に閉鎖する．抜歯窩にタンポンガーゼを挿入すると肉芽形成を阻害し，閉鎖の妨げになるため用いないほうがよい．

　歯根が上顎洞内に迷入し底部の骨欠損が明らかに確認できる場合，たとえば5mm以上の骨欠損が確認され口腔内と交通している場合には，ただちに閉鎖術を行うべきである．

　上顎洞炎がみられる場合には，消炎を図った後に閉鎖術を行う．具体的には，投薬による消炎と生理食塩水による洞内の洗浄を連日行い，排膿等の炎症症状の消退後に実施する．

　歯性上顎洞炎については，起因歯の抜歯が原因で生じた穿孔は，基本的には消炎が図られれば上顎洞炎が存在しない状態と考えてよい．

　口腔上顎洞瘻が閉鎖せず上顎洞炎が遷延化した場合は，投薬や洞内洗浄で炎症症状が完全に消退することは困難なため，上顎洞根治手術が必要になる場合がある．

術　式　① 頬側粘膜骨膜弁を用いた方法

手技が比較的容易であるため，大臼歯1歯分程度の瘻であれば本法をお勧めする．基本的に弁を延長させて縫合を行うことになるため骨膜に減張切開を加えるが，弁自体が薄いために閉鎖可能な幅に限界がある．また，義歯の使用による圧迫で創が哆開することがある．

1）局所麻酔

術野周囲に浸潤麻酔を行う．歯肉頬移行部は毛細血管が豊富であるため，術中の視野を確保するためにも十分行う．

2）切開・剥離

穿孔部の周囲に新鮮創面を作る．弁の血液供給を確保するため，頬側の縦切開は歯肉頬移行部に向かって基底部が広がるように切開を加える．続いて歯肉粘膜骨膜弁を丁寧に剥離，翻転させて減張切開を加える．

3）縫合

歯肉粘膜骨膜弁を伸展させて，穿孔周囲の粘膜に縫合する．この際，弁と口蓋粘膜はマットレス縫合を用いて，面同士を合わせるように縫合するとよい．

図1　頬側粘膜骨膜弁を用いた方法

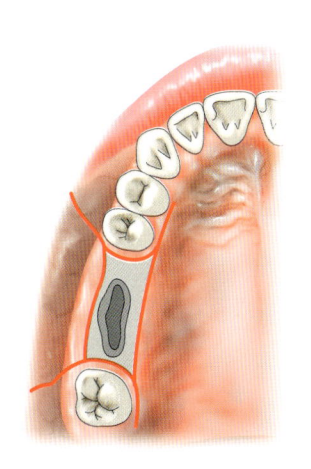

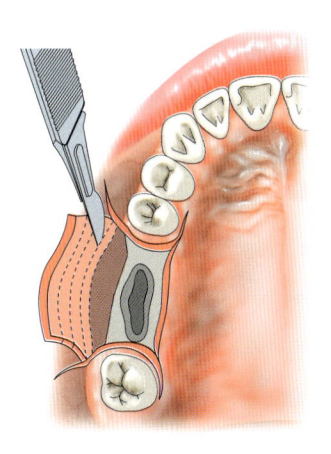

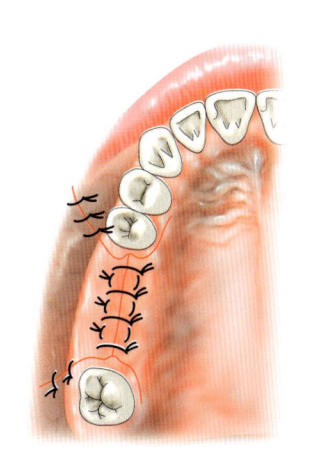

術式 ② 口蓋側粘膜骨膜弁を用いた方法

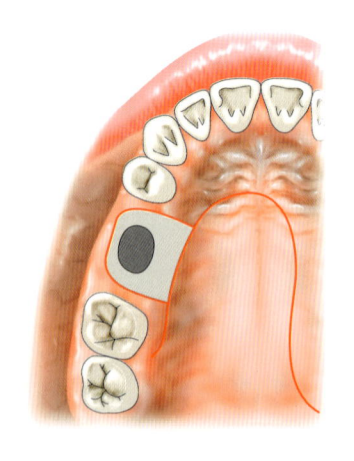

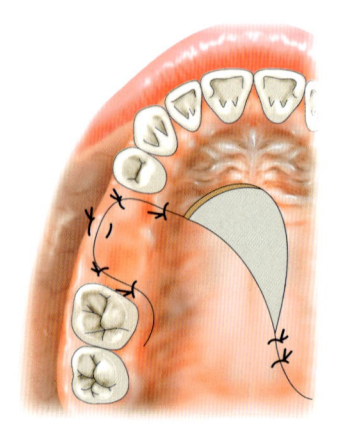

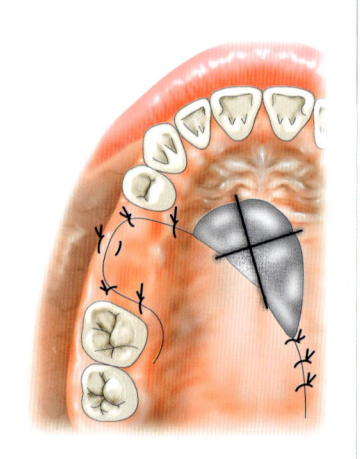

口蓋側粘膜骨膜弁は大口蓋動脈により血流が十分に確保されるため広範囲の閉鎖には有効であるが，粘膜そのものが厚いため手術操作に難がある．

また骨面が露出し，疼痛が続くことがあるため骨露出部には肉芽が形成されるまで抗菌薬含有軟膏ガーゼや真皮欠損用グラフトなどを用いて骨面を保護する．

1）局所麻酔
術野周囲に浸潤麻酔を行う．

2）切開・剝離
穿孔部の周囲に新鮮創面を作る．欠損部よりやや大きめの弁を形成し，大口蓋静脈が含まれるように弁形態を設計する．

3）縫合
弁を翻転後，回転させて穿孔部周囲粘膜に縫合する．

頰側粘膜骨膜弁と同様，弁と粘膜はマットレス縫合とし，面同士を合わせるように縫合する．

術式 ③ 島状皮弁を用いた方法

口蓋側粘膜骨膜弁は捻転が強いと血行不良を起こすため，本法はその欠点を補う有効な手段である．

回転させるのが動脈のみであるため，通常の口蓋側粘膜骨膜弁に比べて大きく弁を回転させることができる．しかし動脈のみを粘膜

図2　口蓋側粘膜骨膜弁を用いた方法

骨膜弁から分離するのが難しい．

1）局所麻酔
術野周囲に浸潤麻酔を行う．

2）切開・剝離
穿孔部の周囲に新鮮創面を作る．大口蓋孔から大口蓋動脈を，末梢まで含まれるように弁形態を設計する．歯肉粘膜骨膜弁の先端を切離し，大口蓋動脈のみを分離する．

3）縫合
大口蓋動脈を血管柄として，口蓋前方部の粘膜骨膜弁を島状にして穿孔部周囲粘膜に縫合する．この場合も弁と粘膜はマットレス縫合とすることが望ましい．

3つの術式に共通する術後の注意点は，下記のとおりである．

鼻を強くかまない，頻回の含嗽は控える，喫煙やストローの使用などで吸引しないなど，鼻腔や口腔に圧をかけないようにさせる．

また創部を手指や舌で触れたり，口腔に空気が漏れるかどうかを試したりすることのないように十分説明しておく．

術後の投薬は，抜歯時と同様でよい．閉鎖術が重なったからといって投薬の増量や長期投与などに変更する必要はない．

上顎洞の穿孔あるいは迷入などの臨床上のトラブルは，X線所見などの術前診断によって，ある程度は避けられる．たとえば，抜歯を行う際，周囲骨の破壊状態などを確認したうえで，ヘーベルの方向，挿入部位あるいは力加減に留意するが，洞底の骨は非常に菲薄であるため，破壊が著しいと計画どおりにいかないことがある．いずれにしても，種々の複合した要因で生じることを念頭に，「優しい抜歯」を心がけたい．

図3　島状皮弁を用いた方法

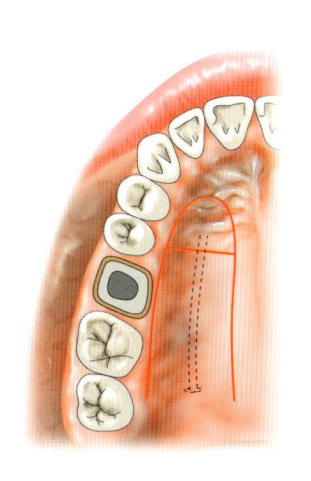

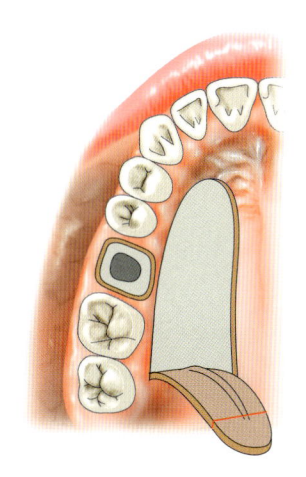

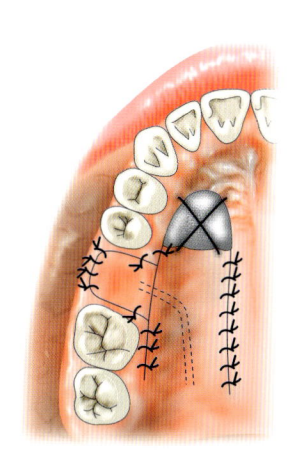

■ 小手術の実際

口腔上顎洞瘻閉鎖（骨欠損が小さい場合）

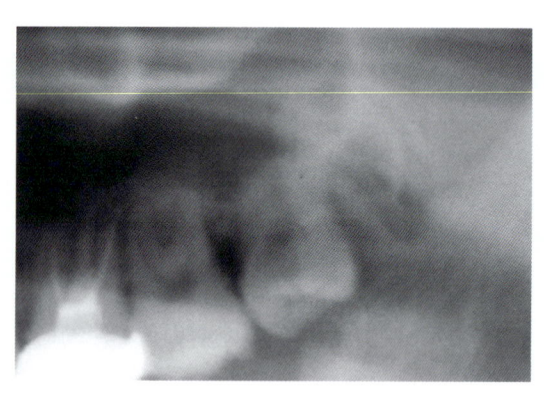

1-1 智歯根尖が上顎洞と接している．本症例は抜歯した際に上顎洞との交通がみられたため閉鎖術を行った

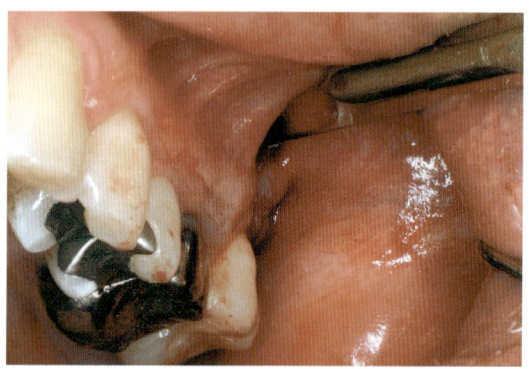

1-2 頰側に縦切開，歯槽頂に横切開を加えた後，粘膜骨膜弁を剝離翻転した

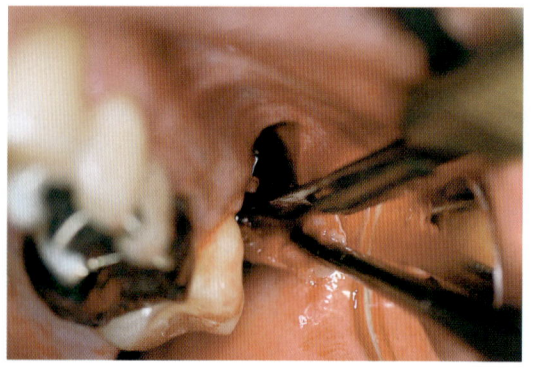

1-3 骨膜面に減張切開を加えることで遊離弁の進展を図り，閉鎖しやすくする

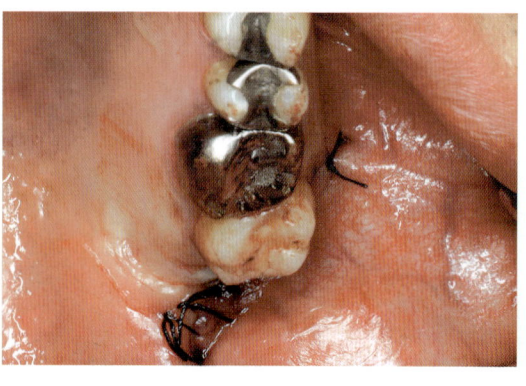

1-4 遊離弁と固定弁の新創面を合わせるようにして緊密に縫合する

口腔上顎洞瘻閉鎖（骨欠損が大きい場合―口蓋瘻孔症例）

2-1 上顎嚢胞摘出後，骨欠損が大きく血行不良のため口腔瘻を形成．粘膜表面からは瘻孔は3mm程度に見えるが，骨の裏打ちがなく，直径10mm程度の骨欠損を認めた

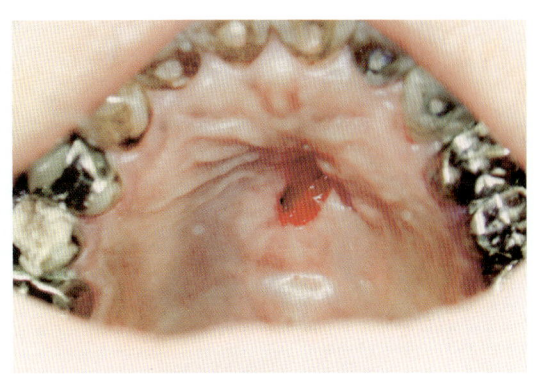

2-2 粘膜骨膜弁は，骨欠損部を十分に閉鎖しうる範囲の大きさに設定して切開を行う

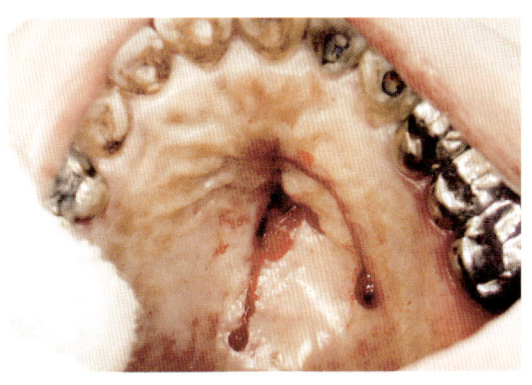

2-3 粘膜骨膜弁を剥離翻転して十分に骨欠損腔を閉鎖できるように弁を回転させ被覆する

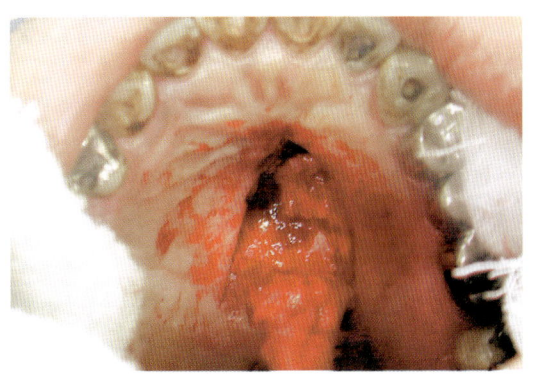

2-4 穿孔部を粘膜骨膜弁で十分閉鎖しうる位置で緊密に縫合し，弁の移動により生じた欠損部に軟膏ガーゼを置き，タイオーバーする

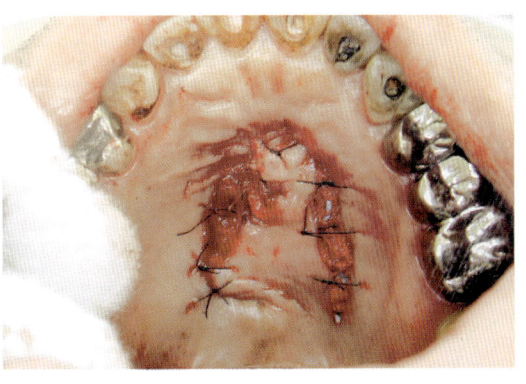

文　献

Winter GB：Impacted mandibular third molar. American medical book, St Louis, 1929.

大谷隆俊，園山　昇，高橋庄二郎編：図説口腔外科手術学．医歯薬出版，東京，1989．

野間弘康，金子　譲著：カラーアトラス　抜歯の臨床．医歯薬出版，東京，1991．

古屋英毅，上田　裕，松浦英夫，金子　譲，雨宮義弘，海野雅浩編：歯科麻酔学第5版．医歯薬出版，東京，1997．

園山　昇：臨床医に必要な保存・補綴・矯正と関係ある口腔外科．医歯薬出版，東京，1992．

白川正順：臨床研修医のための臨床講座②外骨症の処置．*Hosp Dent*，**13**（1）：2001．

内田安信，河合　幹，瀬戸皖一　編：顎口腔外科診断治療大系．講談社，東京，1991．

寳田　博：顎口腔の小外科．医歯薬出版，東京，1994．

白川正順：臨床研修医のための臨床講座③小帯ならびに粘膜付着異常に対する処置．*Hosp Dent*，**13**（2）：2001．

高橋庄二郎編集：標準口腔外科学．医学書院，東京，1994．

茂木克俊ほか：日本人屍体顔面および耳介部の皮膚割線について．形成外科，**21**：1978．

白川正順：失敗しないための歯の移植・再植．日本医療文化センター，東京，1988．

Andreasen JO, Andreasen FM, Bakland LK, Flores MT：Traumatic dental injuries：A manual. Munksgaard, Copenhagen, 2003.

月星光博：外傷歯の診断と治療．クインテッセンス出版，東京，1998．

日本歯内療法学会：抜けてしまった歯を救う為の救急処置法．2003．

野間弘康，瀬戸皖一編：標準口腔外科学第3版．医学書院，東京，2004．

瀬戸皖一，野間弘康，香月　武編：ザ・クインテッセンス別冊口腔外科 YEAR BOOK／一般臨床家，口腔外科医のための口腔外科ハンドマニュアル'05．クインテッセンス出版，東京，2005．

Andreasen JO, Andreasen FM：外傷歯の基礎と臨床．クインテッセンス出版，東京，1995．

白川正順，嶋田　淳：口腔外科学リファレンスマニュアル．ゼニス出版，東京，2005．

索 引

あ
アイソレーションガウン　41
亜脱臼　123
アドソン鑷子　38
アドレナリン　8, 37
アドレナリン過敏症　17
アレルギー検査　18
アンキローシス　125
移植　134
移植床　136
一次救命処置（BLS）　17, 34
院内感染対策　40
永久的止血法　29
鋭匙　39
エフェドリン　16, 36
円刃刀　19
オトガイ下動脈　58
オトガイ孔　12
男結び　26
女結び　26

か
開口障害　13
外骨症　56, 62, 68
外傷歯の処置　122, 128
下顎孔伝達麻酔　45
下顎孔近位伝達麻酔　45
下顎神経　12
下顎埋伏智歯　44
下顎隆起　56
過換気症候群　16
顎内固定　130
下歯槽神経　12
下唇動脈　106
カストロビージョ型　23
片手結び　27
顎下腺管　85
カニューレ　31
ガマ腫　85, 103
眼窩下孔　10
鉗子　39
完全脱臼　124
陥入　123
顔面神経麻痺　15
器械結び　26

義歯性線維腫　92
気腫　47
気道確保　34
逆根管充填　110
救急薬剤　36
キューンの貧血帯　14
凝固系検査　28
頬小帯付着異常　88
頬神経　45
頬側粘膜骨膜弁　149
頬側隆起　68
局所止血剤　28
局所的偶発症　13
局所麻酔薬　8
局所麻酔薬アレルギー　18
局所麻酔薬中毒　17
クーパー剪刀　38
外科結び　26
血管収縮薬　8
結紮法　26
血腫　13
牽引整復　130
減張切開　77, 78, 85, 89, 149
構音障害　83
硬化性顎下腺炎　140
口腔上顎洞瘻閉鎖術　148
口腔前庭拡張術　21
口腔鼻腔瘻　65
後上歯槽枝　10
抗ヒスタミン剤　37
骨ノミ　39, 51, 57, 63, 70, 110
骨バー　63
骨膜起子　20
骨膜剥離子　20
骨ヤスリ　39
骨隆起　56, 62
根完成歯移植　134
根未完成歯移植　134

さ
細菌検査　120
再植　122
サージカルパック　58, 70, 96
三角弁切開法　45
次亜塩素酸ナトリウム　41
ジアゼパム　32, 36

歯間離開　74
止血　28
歯根尖切除術　108
歯根嚢胞摘出術　108
歯根迷入　47
持針器　23
歯槽骨骨折　128
歯槽骨整形術　93
歯槽堤形成術　93
歯髄壊死　123, 130, 136
執筆把持法　19
術後管理　33
術後出血　47
十字縫合　24
上顎結節　10
上顎神経　10
上顎洞粘膜　148
笑気吸入鎮静法　31
小口蓋神経　11
上唇小帯　74
上唇小帯形成（伸展）術　78
上唇小帯切除術　76
上唇小帯付着異常　74
小唾液腺　102
床副子（保護床）　51, 65, 67
静脈性出血　28
静脈内鎮静法　32
徐細動　35
ショック体位　16
歯列不正　50
神経性ショック　16
人工呼吸　34
浸潤麻酔　9
水酸化カルシウム（製剤）　124, 136
垂直マットレス縫合　24
水平マットレス縫合　24
正中過剰埋伏歯　50
正中離開　50
整復固定　123, 129
ゼクリアバー　47
切開　19
切歯孔伝達麻酔　51
舌下小丘　82
舌下動脈　58
舌強直症　82
鑷子　38
切歯孔　11
舌小帯　82
舌小帯付着異常　82

舌神経　12, 58
接着性レジン　123
遷延性知覚麻痺　13
前上歯槽枝　10
全身的偶発症　16
尖刃刀　19
全層弁　21
腺体内唾石　140
剪刀　38
搔爬　46
即時型再植　124

■た■
タイオーバー　97
大口蓋孔　11
大口蓋神経　11
大口蓋動脈　63, 96
唾液瘻　144
唾石　140
唾石摘出術　140
唾仙痛　140
脱窒素作用　31
多発性外骨症　68
単純縫合　24
単純連続縫合　25
タンポナーゼ　117
遅延型再植　124
知覚異常　47
直達骨折　128
挺子　38
テタニー症状　16
電気的歯髄診断　123
電気メス　20
伝達麻酔　10
導管内唾石　140
島状皮弁　150
動脈血酸素飽和度（SpO_2）　30
動脈性出血　28
徒手整復　128
ドライソケット　47
ドレナージ　116
ドレーン　116, 144

■な■
軟部損傷　131
ニトログリセリン　37
粘液嚢胞摘出術　103
粘膜骨膜弁　21, 150
粘膜剥離子　20

粘膜弁 21
膿瘍 114
膿瘍切開 114

は

バイタルサイン 31
バイポーラ型 20
剥離 19
剥離子 20
剥離剪刀 104
破骨鉗子 39, 51
抜歯創用保護材 29, 148
鼻腔底 63
鼻口蓋神経 11, 53
ピシバニール 103
表面麻酔 9
フェイスシールド 41
フェリプレシン 8
不完全脱臼 123
副腎皮質ホルモン 37
浮動歯肉切除術 96
部分層弁 21
フラビーガム 92
ブランディンヌーン嚢胞 103
プロピトカイン 8
プロポフォール 33
ヘガール型 23
縫合 22
縫合糸 22
縫合針 22
防腐剤 8
補綴前処置 88
哺乳障害 83
ポビドンヨード 120

ま

埋伏歯 44
埋没縫合 25
麻酔 8
マチュー型 23
マッカンドー鑷子 38
マットレス縫合 24, 149
マレット 39
メチルパラベン 8
メチレンブルー 18
メッツェンバウム剪刀 38
メトヘモグロビン血症 8, 18
メピバカイン 8
メーヨー剪刀 38

モスキート鉗子 39
モニタリング 30
モノポーラ型 20

や

遊離歯肉移植術 21
遊離口蓋粘膜移植術 96
翼突下顎隙 45

ら

ランゲル皮膚割線 115
リドカイン 8
硫酸アトロピン 16, 36
両手結び 27
涙管ブジー 140
ルートチップ 49
連続かがり縫合 25

わ

ワルトン管 82
弯刃刀 19

欧

AED 35
CPR 34
EBAセメント 110
Partschの（弧状）切開 52, 109
Partschの第1法 109
Partschの第2法 109
Pichlerの逆弧状切開 109
Reinmollerの切開 109
Standard Precautions 40
Ugly duckling stage 75
VY切開 63
Wassmundの（歯肉縁）切開 52, 109
Winterの分類 45

【執筆者略歴】

白川正順　しらかわまさより
- 1972 年　日本歯科大学歯学部卒業
- 1982 年　東京慈恵医科大学講師（歯科学教室）
- 1992 年　東京慈恵医科大学助教授（歯科学教室）
- 1996 年　日本歯科大学歯学部教授（口腔外科学第1講座）
- 2008 年　日本歯科大学附属病院教授（口腔外科）
- 2014 年　明海大学歯学部客員教授（病態診断治療学講座・口腔顎顔面外科学分野）

石垣佳希　いしがきよしき
- 1990 年　日本歯科大学歯学部卒業
- 1996 年　日本歯科大学歯学部助手（口腔外科学第1講座）
- 2000 年　日本歯科大学歯学部講師（口腔外科学第1講座）
- 2008 年　日本歯科大学附属病院准教授（歯科麻酔・全身管理科）
- 2011 年　日本歯科大学附属病院准教授（口腔外科）

足立雅利　あだちまさとし
- 1987 年　日本歯科大学歯学部卒業
- 1987 年　日本歯科大学歯学部助手（口腔外科学第1講座）
- 2003 年　日本歯科大学歯学部附属病院講師（口腔外科診療科）
- 2004 年　日本歯科大学附属病院助教授（口腔外科）
- 2007 年　日本歯科大学附属病院准教授（口腔外科）
- 2018 年　公立阿伎留医療センター部長（歯科口腔外科）

五百蔵一男　いおろいかずお
- 1979 年　日本歯科大学歯学部卒業
- 1996 年　東京慈恵医科大学助教授（歯科学教室）
- 1996 年　町田市民病院部長（歯科・歯科口腔外科）
- 2012 年　退職

小笠原健文　おがさわらたけふみ
- 1981 年　日本大学松戸歯学部卒業
- 1990 年　町田市民病院（歯科・歯科口腔外科）
- 2008 年　町田市民病院担当部長（歯科・歯科口腔外科）
- 2019 年　町田市民病院部長（歯科・歯科口腔外科）

多保　学　たぼまなぶ
- 2004 年　日本歯科大学歯学部卒業
- 2006 年　町田市民病院（歯科・歯科口腔外科）
- 2009 年　日本歯科大学附属病院臨床講師（総合診療科）
- 2010 年　ロマリンダ大学（インプラント科）
- 2012 年　ロマリンダ大学臨床助手（インプラント科）
- 2015 年　たぼ歯科医院

長谷川　功　はせがわいさお
- 1992 年　日本歯科大学歯学部卒業
- 2001 年　日本歯科大学歯学部附属病院助手（口腔外科）
- 2005 年　日本歯科大学附属病院講師（口腔外科）
- 2011 年　長谷川歯科医院

| 臨床家のための 歯科小手術ベーシック | ISBN978-4-263-46105-1 |

2010年2月25日　第1版第1刷発行
2020年12月20日　第1版第5刷発行

監修・著　白　川　正　順
編集・著　石　垣　佳　希
　　　　　足　立　雅　利
発行者　　白　石　泰　夫

発行所　医歯薬出版株式会社

〒113-8612　東京都文京区本駒込 1-7-10
TEL.(03)5395-7634(編集)・7630(販売)
FAX.(03)5395-7639(編集)・7633(販売)
https://www.ishiyaku.co.jp/
郵便振替番号 00190-5-13816

乱丁，落丁の際はお取り替えいたします　　印刷・三報社印刷／製本・皆川製本所

© Ishiyaku Publishers, Inc., 2010. Printed in Japan ［検印廃止］

本書の複製権・翻訳権・翻案権・上映権・譲渡権・貸与権・公衆送信権（送信可能化権を含む）・口述権は，医歯薬出版(株)が保有します．

本書を無断で複製する行為（コピー，スキャン，デジタルデータ化など）は，「私的使用のための複製」などの著作権法上の限られた例外を除き禁じられています．また私的使用に該当する場合であっても，請負業者等の第三者に依頼し上記の行為を行うことは違法となります．

JCOPY ＜出版者著作権管理機構 委託出版物＞

本書をコピーやスキャン等により複製される場合は，そのつど事前に出版社著作権管理機構（電話 03-5244-5088, FAX 03-5244-5089, e-mail:info@jcopy.or.jp）の許諾を得てください．